O PODER DOS MANTRAS

DESCUBRA COMO ATIVAR O PODER
INFINITO QUE EXISTE EM VOCÊ

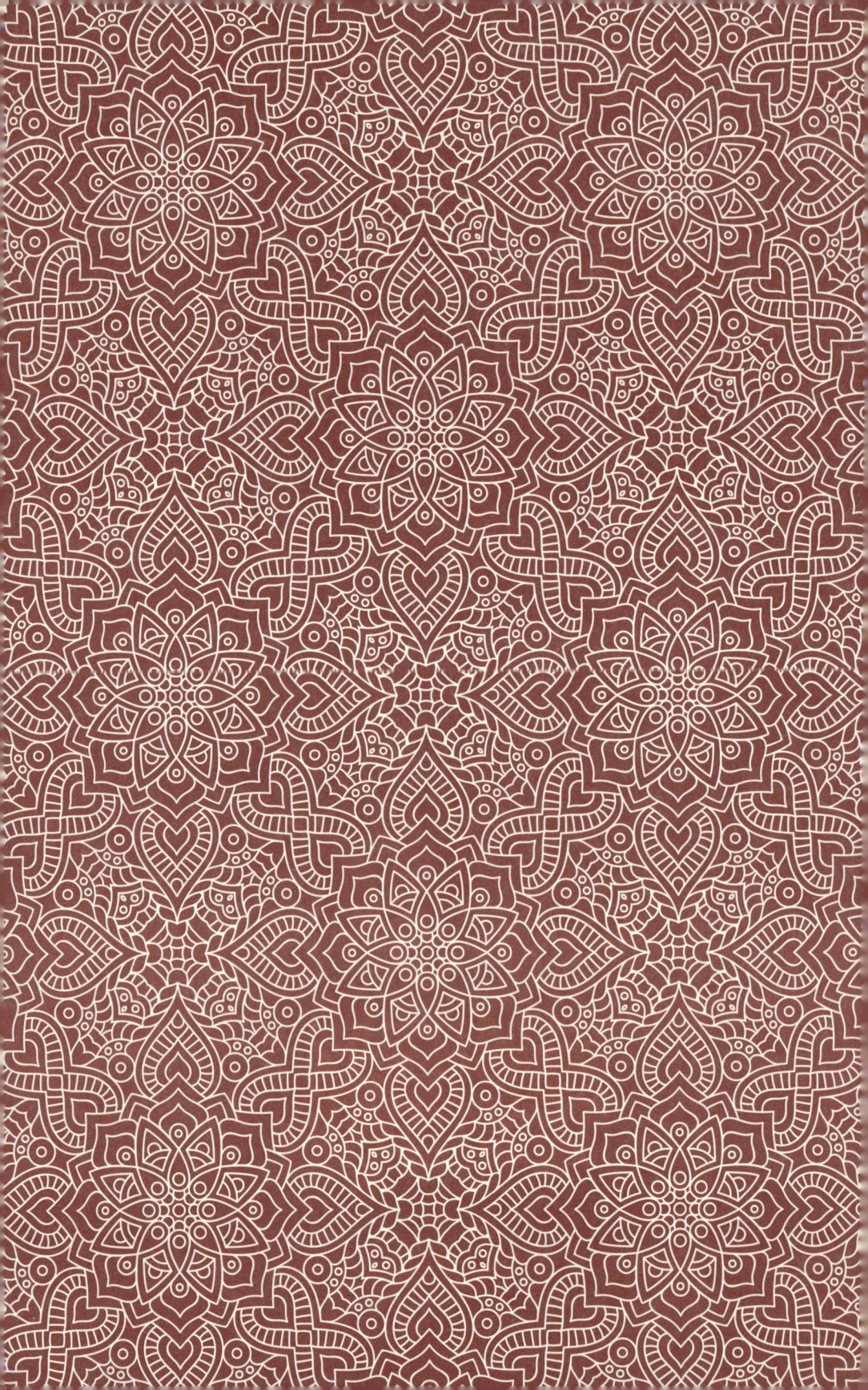

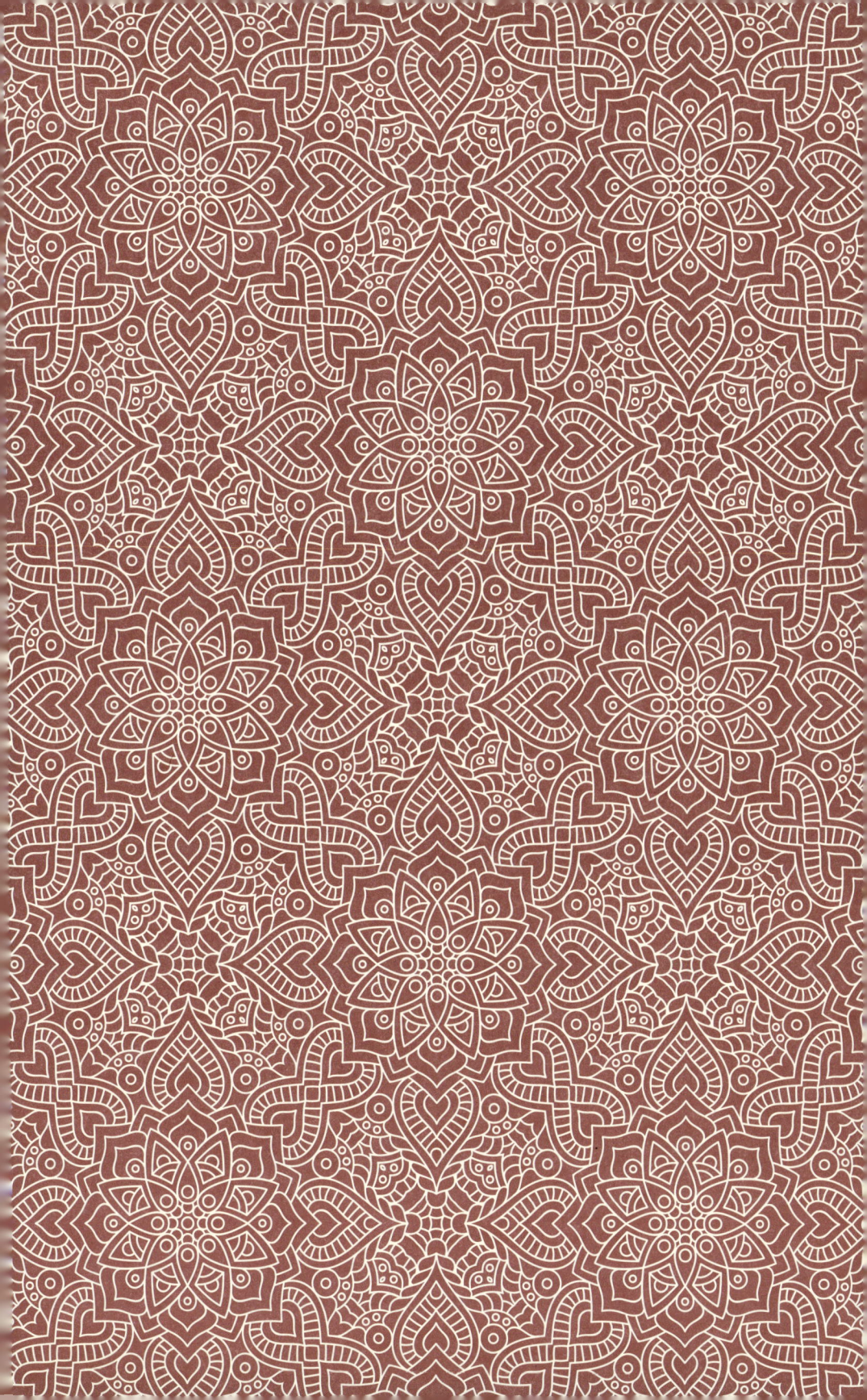

Diagramação:
Estefani Machado

Capa:
Diego Araújo
Gabriela Guenther

Ícones de miolo:
Freepik.com.br
Flaticon.com

Revisão:
Rebeca Benício
Daniele Marcon

Dados Internacionais de Catalogação na Publicação (CIP)

S111p   Sá, Hávini.
           O poder dos mantras : descubra como ativar o poder infinito que existe em você / Hávini Sá. – Nova Petrópolis : Luz da Serra, 2020.
           176 p. ; 23 cm.

           Inclui bibliografia.
ISBN 978-65-88484-02-9

1. Autoajuda. 2. Mantras. 3. Desenvolvimento pessoal. I. Título.

CDU 159.947

Índice para catálogo sistemático:

1. Autoajuda   159.947

(Bibliotecária responsável: Sabrina Leal Araujo – CRB 8/10213)

Todos os direitos reservados. Nenhuma parte desta obra pode ser reproduzida ou transmitida por qualquer forma e/ou quaisquer meios (eletrônico ou mecânico, incluindo fotocópia e gravação) ou arquivada em qualquer sistema ou banco de dados sem permissão escrita da Editora.

Luz da Serra Editora Ltda.
Avenida Quinze de Novembro, 785
Bairro Centro - Nova Petrópolis/RS
CEP 95150-000
loja@luzdaserra.com.br
www.luzdaserra.com.br
www.luzdaserraeditora.com.br
Fones: (54) 3281-4399 / (54) 99113-7657

MANTRAS PARA UMA VIDA INTEGRALMENTE FELIZ

Hávini Sá

O PODER DOS MANTRAS

DESCUBRA COMO ATIVAR O PODER
INFINITO QUE EXISTE EM VOCÊ

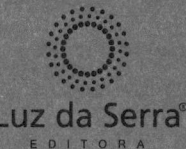

Luz da Serra®
EDITORA

Nova Petrópolis/RS - 2022
1ª Edição Revisada

13

Prefácio

21

O que são mantras?

29

A consciência do pensamento

47

Mantras em afirmações positivas

Sumário

59
9 Regras de Ouro

79
Repetições

95
Mantras em ação

97
Intuição e sabedoria interior

99
Dinheiro + Abundância

101
Objetivos, sonhos e intenção

102
Coragem e autoconfiança

104

Honra e compromisso

106

Emprego e carreira

108

Mantras para empreendedores

109

Mantras para acordar

112

Desafios de trabalho

113

Compaixão e amor ao próximo

115

Gratidão agora

117

Além da dor

119

Novos hábitos positivos

123

Maximizando resultados

125

Meditação

128

A força do espelho

129

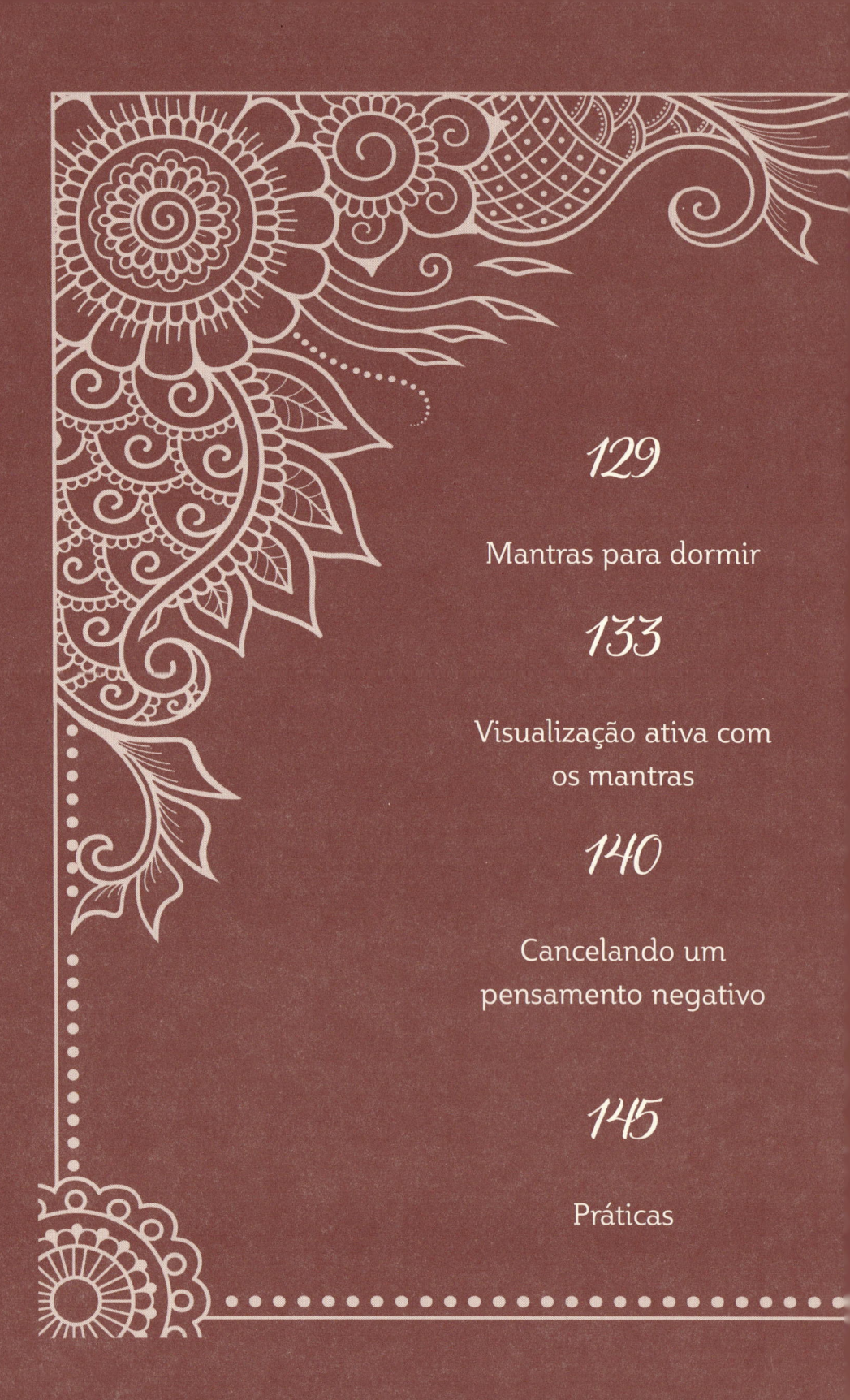

Mantras para dormir

133

Visualização ativa com os mantras

140

Cancelando um pensamento negativo

145

Práticas

147

A minha grande carta de afirmação

148

Leitura das 108 palavras positivas

151

Desafio matutino 9 dias de mantras positivos

153

Três vozes para a abundância - 21 dias

157

Superando as crenças limitantes

163

Minha vida mais rica

166

Desafio da semana sem reclamação

174

Referências bibliográficas

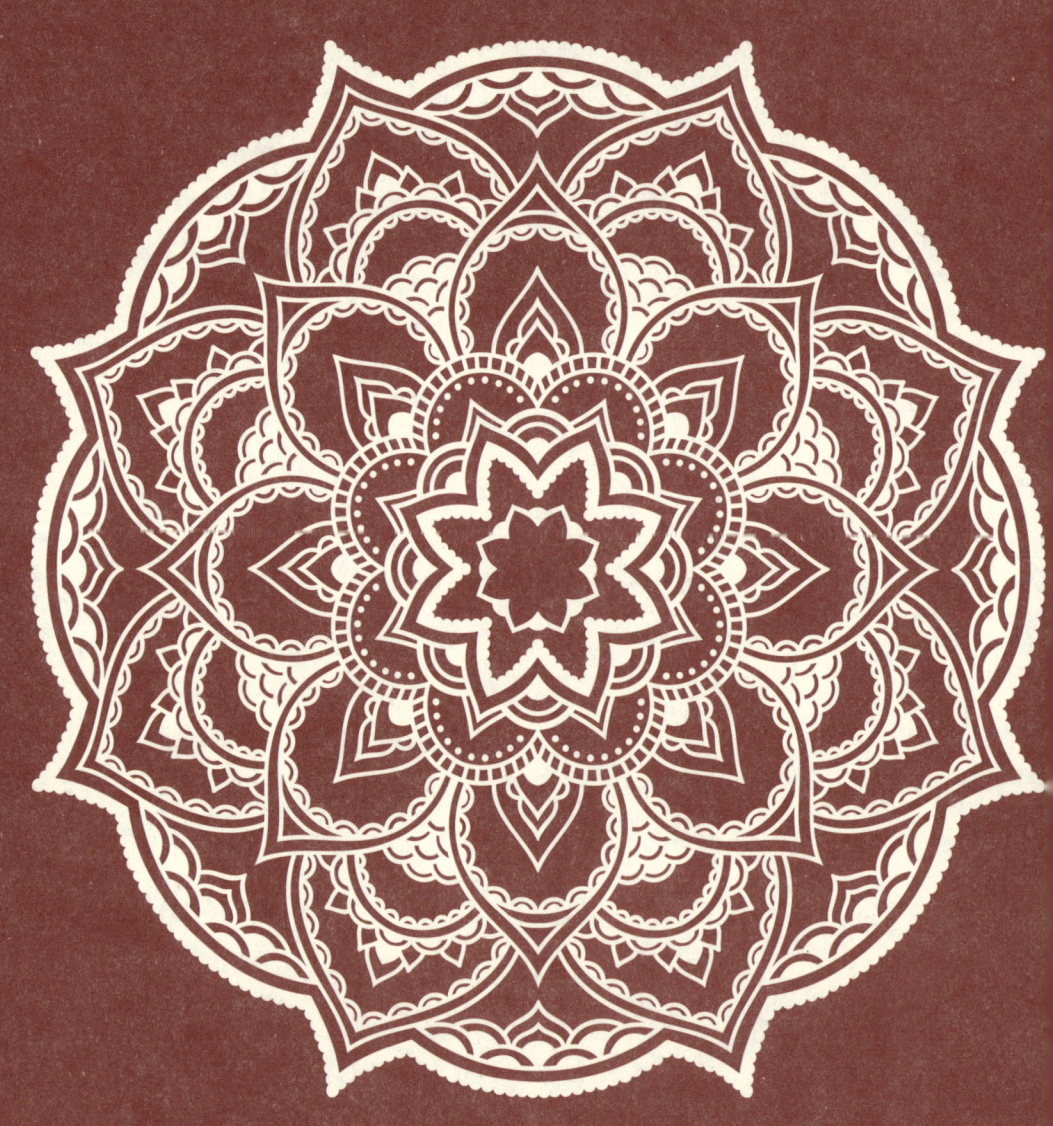

Prefácio

"Mantra"

Você está lendo essa palavra pela primeira vez? Tenho certeza que não. Você já deve ter ouvido falar em mantras, certo? Mas o que talvez você possa não saber é que essa é uma prática de desenvolvimento pessoal tão antiga quanto profunda, e pode ser praticada por qualquer um, inclusive por você.

Vamos fazer um teste? Quando você pensa em mantras, o que primeiro vem à sua mente? Certamente imaginou um iogue sentado, cantando em um estado de calma — "quase-coma" —, com um olhar de transcendência em seu rosto, talvez ao seu lado haja uma tigela de canto tibetano, e é muito possível que as luzes também estejam apagadas.

Se foi isso que veio à sua mente, parabéns, pois você pensou certo. Essas são as origens dos mantras. Hoje eles ganharam mais espaço e são muito mais do que isso. Os mantras são ferramentas de criação da realidade e podem ser praticados por qualquer um de nós.

Perceba os seus mantras diários: provavelmente você tem um, estando consciente ou não disso. Todos nós temos.

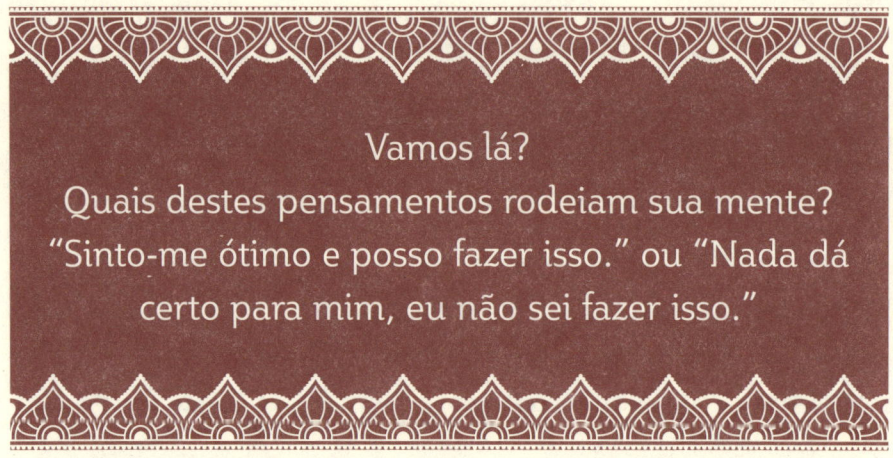

Vamos lá?
Quais destes pensamentos rodeiam sua mente?
"Sinto-me ótimo e posso fazer isso." ou "Nada dá certo para mim, eu não sei fazer isso."

Você pode ser uma pessoa de sorte e naturalmente ser cultivador de pensamentos positivos, mas isso não é o que acontece com a maioria das pessoas na maior parte do tempo. Os pensamentos negativos e a autodiminuição tomam boa parte dos pensamentos da população mundial.

Pesquisas revelam que em média 80% do autodiálogo é composto de negatividade e 95% são repetições, ou seja, passamos a maior parte do tempo tendo pensamentos autocríticos e, como se não bastasse, repetimos 95% dos pensamentos negativos de ontem.

E você, alguma vez já se sentiu refém de seus pensamentos? Ou já se irritou por pensar negativamente e por querer cortar esses pensamentos e simplesmente não conseguir? Esses são os seus mantras negativos que reafirmam crenças negativas e garantem que você fique preso num looping sem fim.

Ninguém está imune a alguns desses pensamentos, no entanto, temos que observar o quão frequentemente eles estão rodeando nossas mentes e o que fazemos quando eles surgem.

Agora que você já reconheceu os mantras em sua vida, posso te afirmar que os mantras negativos são os responsáveis pela vida insatisfeita, incompleta, escassa e tensa que temos.

Então, se você quer ou precisa mudar a sua vida, considere mudar seus mantras pessoais para mantras positivos que reforcem pensamentos e crenças positivas, e que o inspirem a agir e a fazer mudanças positivas em sua vida.

Eu quero e posso ensinar você a utilizar os mantras como uma tecnologia de transformação da realidade. Eu sou Hávini, life coach formada pelo Instituto Brasileiro de Coaching chancelado pelo ICC International Coaching Community, thetahealer e pós-graduanda em Psicologia Positiva e Bem-estar.

16

Em uma viagem a trabalho, tive uma inesperada crise de pânico. Ela veio sem dar sinal, simplesmente aconteceu. Na viagem tudo havia ocorrido conforme o esperado. Eu havia dormido bem, as tarefas estavam cumpridas e era hora de voltar.

Entrei no carro, acompanhada de mais três pessoas, e as horas seguintes foram de puro pavor. Sem nenhum motivo aparente, meu coração disparou, um enjoo tomou conta de mim, o corpo inteiro suava frio, minha língua adormeceu, meus pensamentos foram a um trilhão por segundo e tive sucessivas quedas de pressão.

Eu tentei disfarçar, dizendo que estava com sono e ia dormir, mas minha cabeça girava, pensava, pensava e pensava.

E eu relutava: "O que é isso?", "Por que isso está acontecendo aqui?", "Por que comigo?", "Eu estou enlouquecendo? Afinal, o que é isso?"

Na tentativa de não desmaiar, eu mordia minha língua e "cutucava" minhas unhas, mas tudo em vão. Não consegui conter os sintomas e avisei que não estava muito bem e que queria parar um pouco.

Então paramos, comprei água, remédio e refrigerante. Paramos outras várias vezes e nada melhorava aquele sentimento horrível dentro de mim.

Na verdade, o que eu mais queria era sumir, ficar ali na estrada sozinha ou me teletransportar para minha casa. Não queria ninguém me interrogando, querendo saber o que estava acontecendo.

Como eu ia explicar o que eu estava sentindo se nem eu mesma sabia?

As cidades não eram muito distantes, mas com essas múltiplas paradas, demoramos umas quatro horas para chegar, com a sensação de que foram oito horas.

A chegada foi como um renascer. Cheguei e melhorei 80%. Os sintomas físicos se foram, mas os pensamentos acelerados e negativos continuavam. E agora tinha adquirido um medo louco de passar por aquilo novamente. Aquilo que nem eu sabia o que era.

Depois desse dia, nunca mais fui a mesma, e coisas absolutamente normais e simples passaram a ser um martírio para mim.

Ir ao salão era um desespero, porque tinha que ficar sentada "sem hora" para levantar.

Ir ao dentista era um sofrimento, porque os minutos ali davam asas para os meus pensamentos confusos e estranhos.

Ao entrar em uma reunião, já avisava que estava esperando uma ligação e poderia ter que sair a qualquer momento.

Assim vivi por um tempo, evitando certos eventos e dando desculpas para os outros.

Eu precisava me entender, caso contrário teria que procurar um médico, pois não dava mais para continuar daquela forma.

Incentivada pelo meu marido, comecei a ler *O Milagre da Manhã*. Isso despertou uma coisa dentro de mim.

E se eu pensasse forçadamente em coisas diferentes daquelas que estavam vindo naturalmente em minha mente?

E se eu tivesse pensamentos de saúde e alegria enquanto eu me sentia angustiada e desesperada?

Foi quando descobri os mantras em afirmações positivas e comecei a aplicá-los exatamente da maneira que apresento neste livro.

Em um ano, já havia conquistado o que eu mais queria, paz interior e liberdade de ir e vir para onde eu bem quisesse.

Livre das crises de pânico, passei a aplicar as mesmas técnicas em outras áreas da minha vida, como prosperidade, abundância e cocriação da realidade.

Em dois anos, troquei meu emprego de dez anos em uma gigante do Agronegócio, com um alto salário, para me dedicar a ensinar o que salvou a minha sanidade.

Eu consegui tudo o que sonhava. Saúde, paz, tranquilidade, abundância e uma mente muito próspera.

Mantras positivos em doses diárias podem realizar essa mesma transformação em você.

É simples mudar os pensamentos. Fácil aceitar suas fraquezas. É possível viver em paz. É simples ser próspero e abundante se você tiver a ferramenta certa para te guiar.

Eu posso te ajudar a transformar a sua luta solitária em um estado de satisfação e abundância constantes.

Você gostaria disso? As respostas e o passo a passo estão aqui em *O Poder dos Mantras*.

A prática é bem simples, mas tem segredos e regras. Eu vou te ensiná-los. Que tal tomar as rédeas da sua vida?

Neste livro, vamos explorar o que são os mantras, as diferentes maneiras pelas quais eles podem ser usados e o melhor de tudo: como você pode colocá-los para trabalhar em sua própria vida, para uma incrível cura, capacitação e transformação.

O que são mantras?

Um mantra,

quando constantemente repetido,
desperta a consciência.

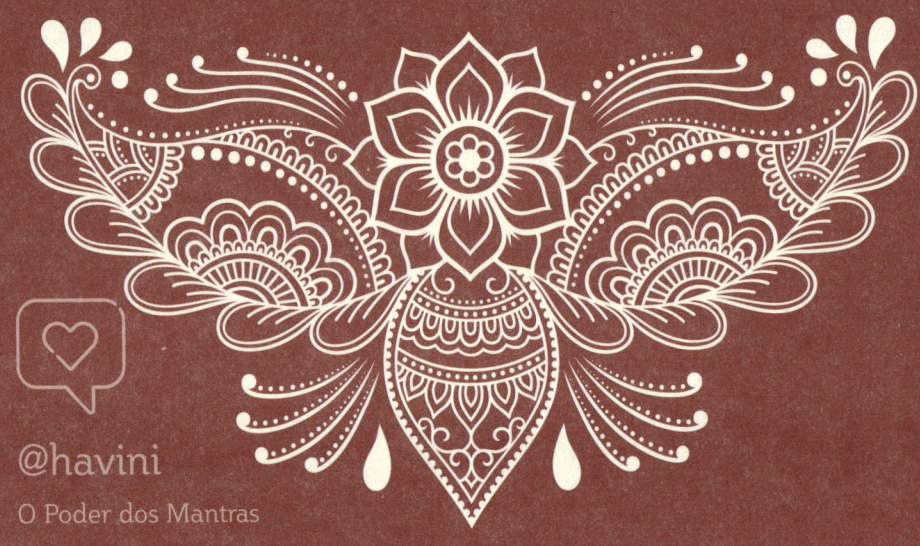

@havini
O Poder dos Mantras

Entoar mantras é uma prática muito antiga e até os dias de hoje traz bem-estar ao corpo e à mente. Os mantras são sons sagrados, um hino, recitado ou cantado, originário do hinduísmo.

O Poder Curativo do Som

"Foi descoberto que sons criados por você, como o canto, fazem com que os hemisférios esquerdo e direito do cérebro se sincronizem. Esse canto também ajudará a oxigenar o cérebro, reduzir nosso ritmo cardíaco, a pressão sanguínea e auxiliar na criação de atividades calmas das ondas cerebrais. Além disso, ouvir certos cantos tem grandes efeitos benéficos."

Johnathon Goldman — Tantra do som
(Hampton Road)

Em algumas culturas budistas, as crianças aprendem a cantar mantras antes de aprenderem a falar. Mantras e sons sagrados são frequentemente considerados protetores e curativos, ou até mesmo transformadores de vida. Eles são comumente usados por budistas e hindus, e sem dúvida em outras religiões que fazem uso do cantar.

Em Sânscrito, idioma antigo da Índia, a palavra mantra é composta pela raiz *MANAS*, que quer dizer *mente*, e combinada com *TRAI*, que quer dizer *libertar-se de*, assim, ao pé da letra, o significado seria *LIBERTAR A MENTE*. Alguns ainda interpretam *TRAI* como *proteger*, o que tornou a palavra *mantra* um sinônimo de proteção mental.

As declarações sagradas, ou cânticos, fornecem relaxamento, meditação e autoconhecimento através da vibração sonora. Tanto no budismo, quanto no hinduísmo, um dos muitos propósitos do mantra é ajudar na concentração, atenção e meditação.

Basicamente, um mantra é um som que tem um significado e tem como objetivo alcançar uma vibração determinada.

O mantra *Om Mani Padme Hum* é um dos mais conhecidos. Até quem não conhece mantras com certeza já falou *Om* ou *Aum* em busca de paz e tranquilidade. Esses mantras em sílabas sagradas são conhecidos como mantras clássicos.

A tradução chinesa literal da palavra mantra é *palavras verdadeiras*. A ideia é que a verdade tem poder. Quando alguém fala algo verdadeiro, acredita-se que ele ajuda a trazer essa verdade à existência de uma maneira prática.

Embora essa prática milenar seja conhecida por ter raízes budistas e hindus, os mantras não são específicos de nenhum povo ou religião.

Em sua raiz, os mantras estão na base de todas as tradições religiosas, escrituras e orações. Eles são feitos para trazer você de volta à simplicidade. Podem também limpar a sua mente, o que permite que você se concentre nas coisas que realmente fazem você feliz.

Com o tempo, o uso dos mantras (ou a repetição de uma única palavra) evoluiu como uma técnica meditativa para acalmar a mente, aumentar a autoconsciência e desenvolver o potencial mental, físico, espiritual e emocional.

Pode-se dizer que a recitação do mantra é a mãe da meditação. Com ela, a mente imediatamente se concentra em um único pensamento que leva à transcendência — a consciência além da mente.

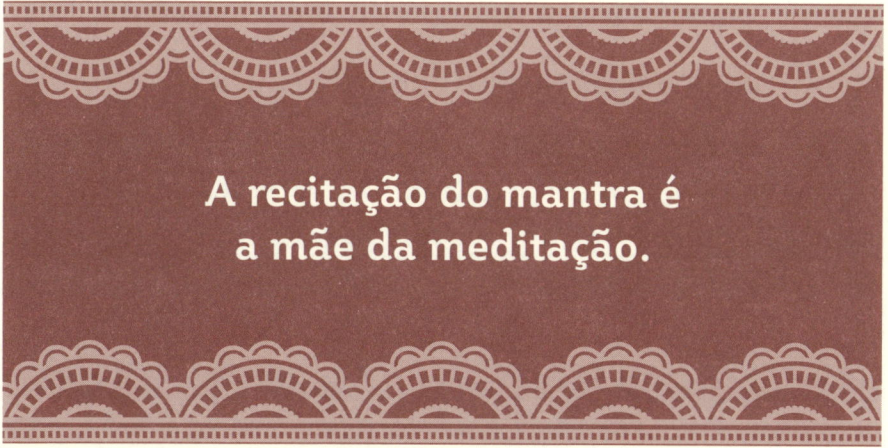

A recitação do mantra é a mãe da meditação.

De fato, os mantras mudaram ao longo dos anos para acomodar nossas atitudes e percepções modernas. Um mantra não precisa ser pronunciado em Sânscrito para manter o poder. Um mantra só precisa ser algo que ressoe com você, em um nível profundo e pessoal.

Em uma visão mais ocidental, a palavra **Mantra** é definida por **ferramenta do pensamento**, sendo: **MAN = pensamento e TRA = ferramenta**, e é com essa visão mais ocidental que eu mais me identifico.

Nessa ideia de "ferramenta do pensamento", temos os mantras em afirmações positivas, um instrumento poderoso para mudar nosso pensamento e, consequentemente, nossa energia, nos conectando com o nosso subconsciente em um estado sublime.

Em poucas palavras, os mantras são qualquer som, sílaba, palavra ou frase que detenha um poder específico de mudar nosso processo de pensamento e fazê-lo funcionar para nós e não contra nós.

O segredo é: precisamos reeducar nossos pensamentos e conversar positivamente se quisermos mudar nossas vidas.

Venha, vamos agora tomar consciência dos nossos pensamentos.

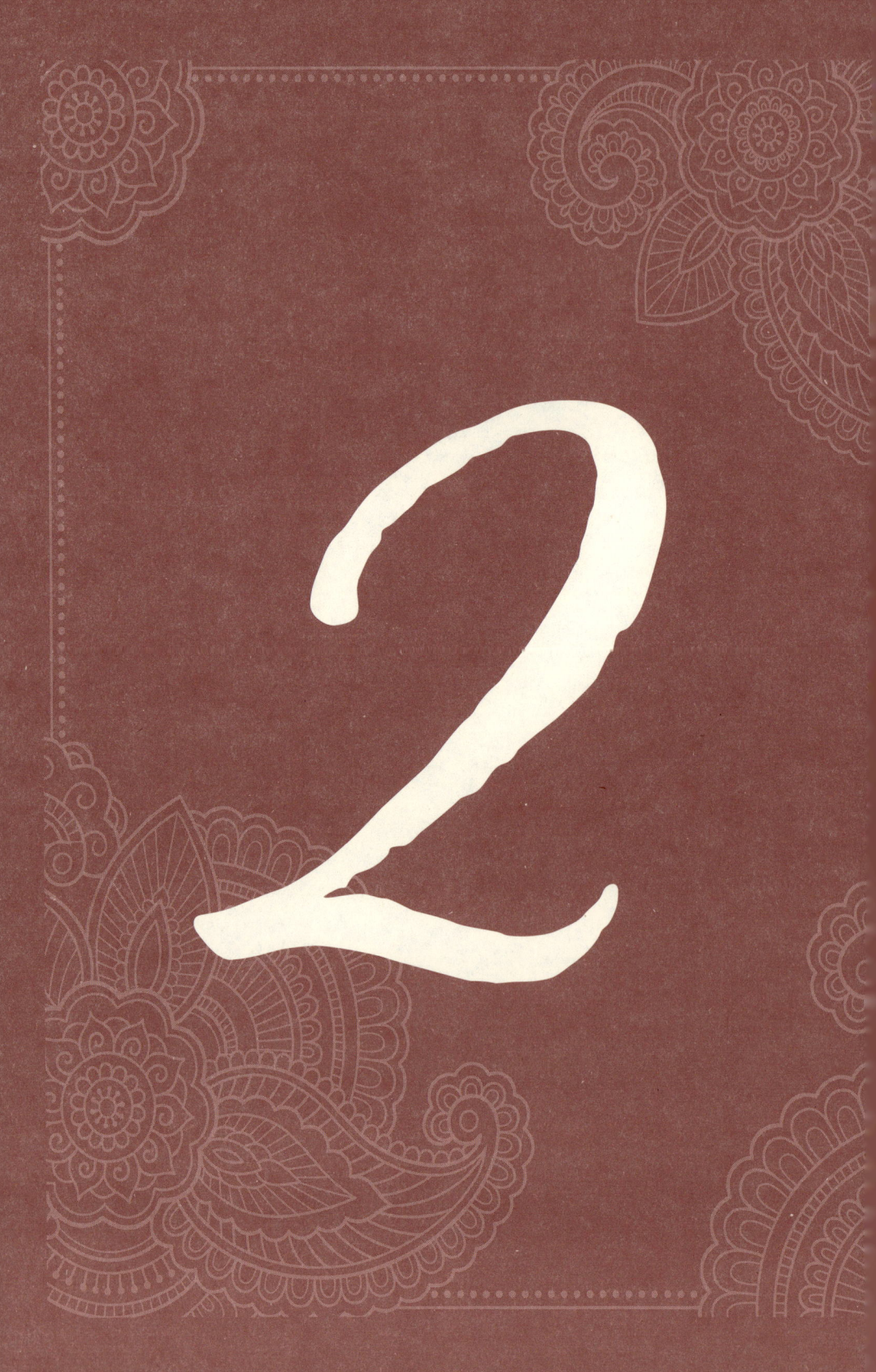

A consciência do pensamento

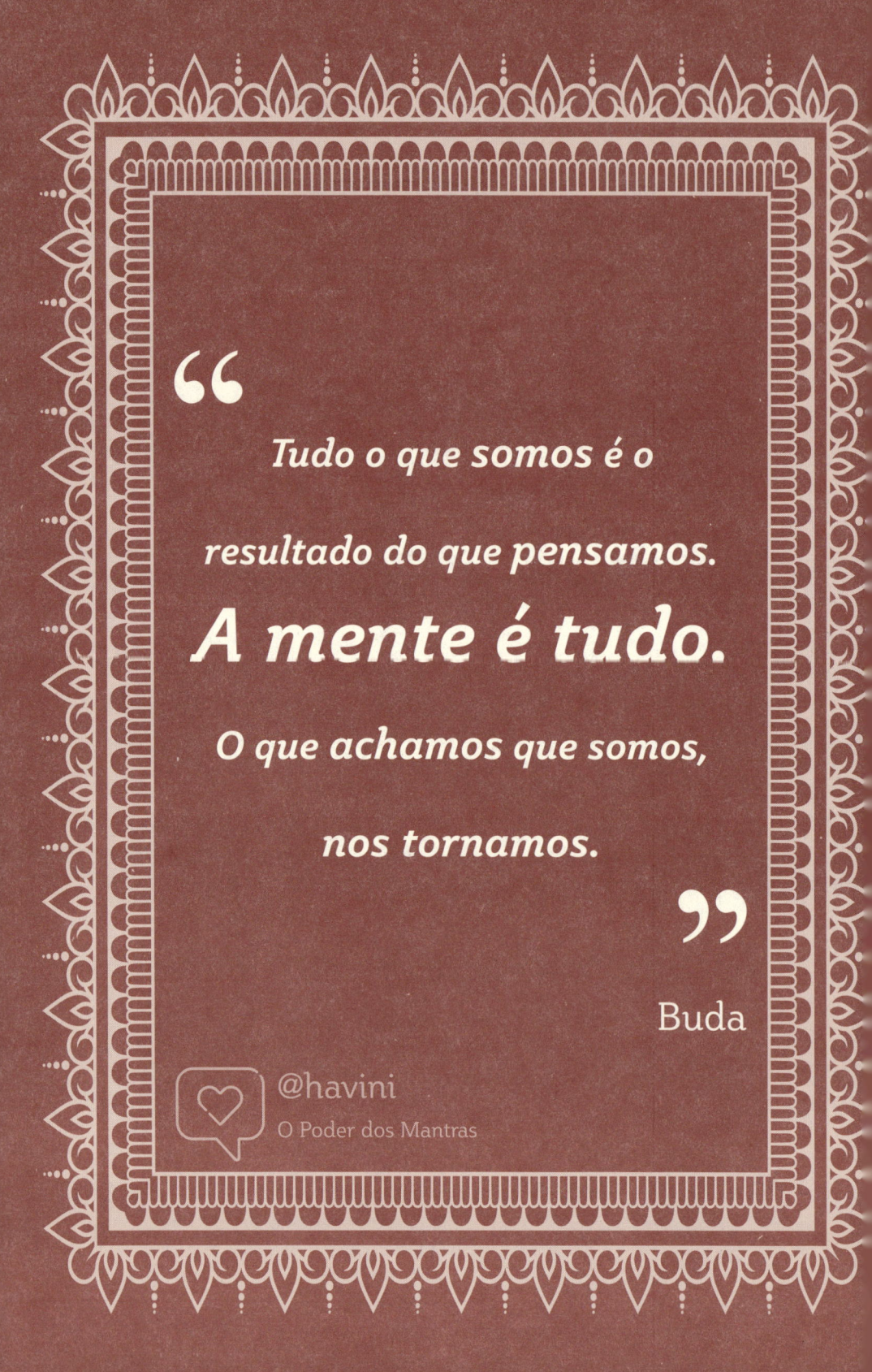

Você tem ideia de quantos pensamentos em média um homem tem por dia? Segundo a National Science Foundation, uma pessoa tem cerca de 12 mil a 60 mil pensamentos por dia. Desses, 80% são negativos e 95% são pensamentos repetitivos.

Ficou surpreso? Olha só, se pensarmos pouco ou quase nada, temos a bagatela de 12 mil pensamentos no dia (o que já é surpreendente), e o ápice é de 60 mil pensamentos no dia. É realmente surreal.

E é exatamente por essa dimensão que você precisa começar a examinar seus pensamentos e a criar novos mantras para criar a vida que você merece!

Agora que você já conhece a quantidade de pensamentos e as suas características negativas e repetitivas, eu tenho mais uma pergunta:

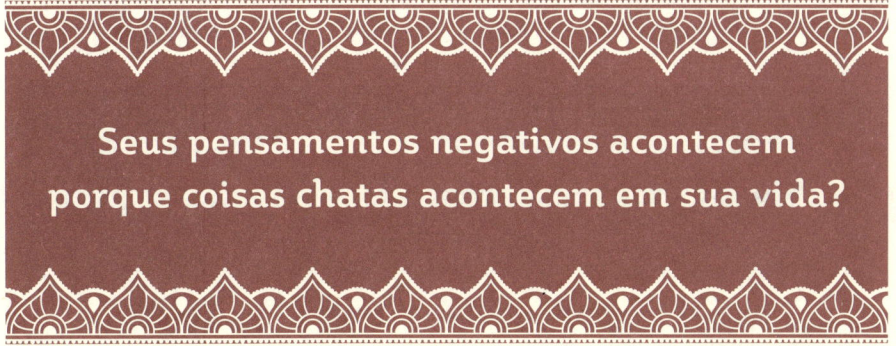

Seus pensamentos negativos acontecem porque coisas chatas acontecem em sua vida?

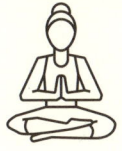 Pausa para refletir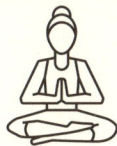

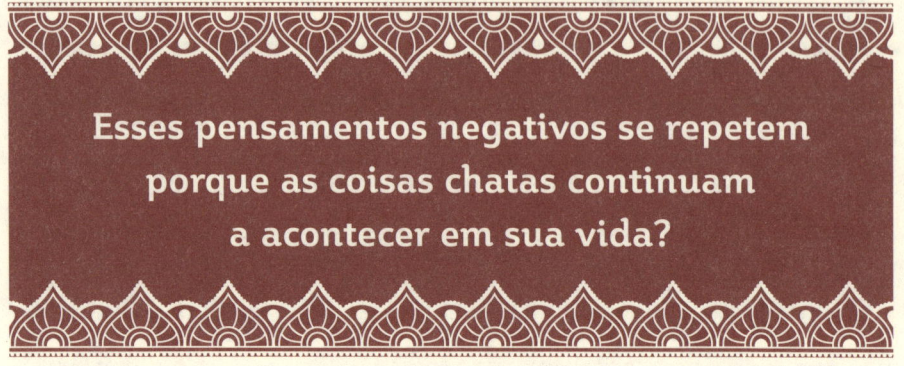

Esses pensamentos negativos se repetem porque as coisas chatas continuam a acontecer em sua vida?

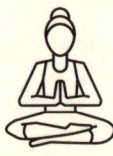 Pausa para refletir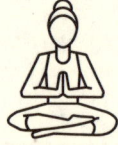

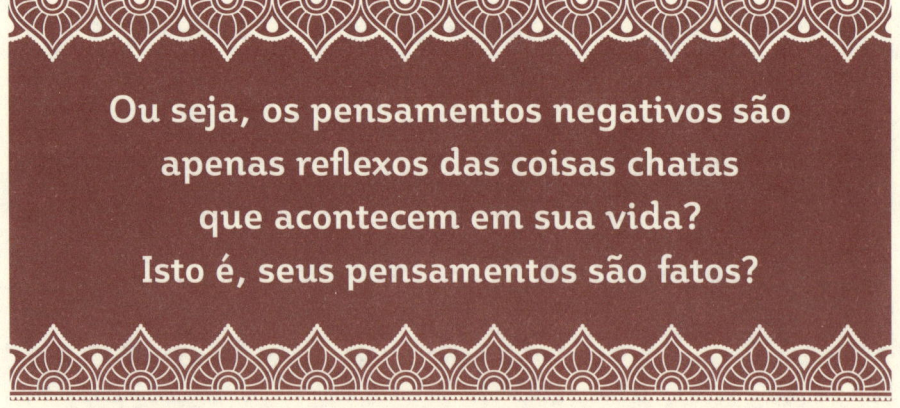

Ou seja, os pensamentos negativos são apenas reflexos das coisas chatas que acontecem em sua vida? Isto é, seus pensamentos são fatos?

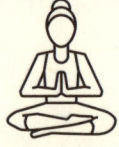 Pausa para refletir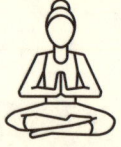

Então, preciso te falar que pensamentos não são fatos. Pensamentos são apenas pensamentos, frutos apenas da nossa percepção e experiência de vida, portanto eles não são realidade. Mas é incrível como nos apegamos a eles. E por que será que isso acontece? Por que será que eles são, aparentemente, tão verdadeiros?

Eu te digo: por conta das crenças. As crenças são verdades absolutas, verdades inquestionáveis, verdades que caminham com a gente, muitas vezes uma vida inteira. Mas elas só são verdades em nossa cabeça, entende?

Essas verdades inquestionáveis são as nossas crenças. Mas todas as crenças são limitantes? Não, claro que não. **As crenças podem ser Motivadoras ou Limitantes.** Então, já está na cara qual das crenças nós precisamos combater e qual precisamos alimentar, não é?

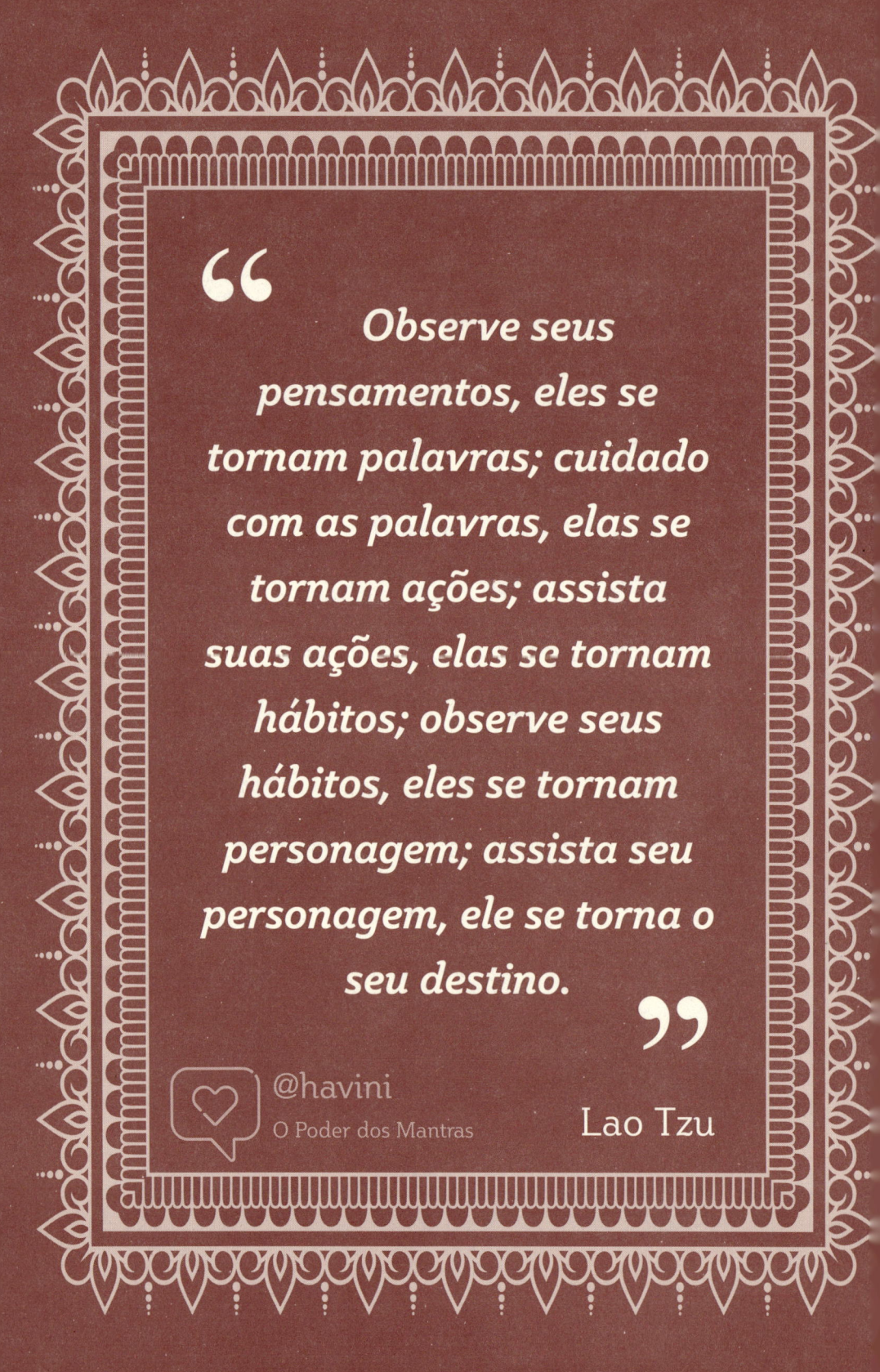

Essas palavras de Lao Tzu podem ser transformadas num fluxo, e eu o chamaria de **fluxo da criação da realidade.**

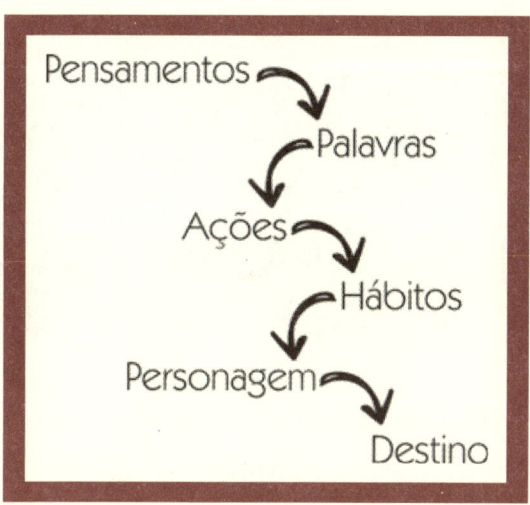

Com uma pequena adaptação para minhas palavras, o **fluxo da criação da realidade** se transforma em:

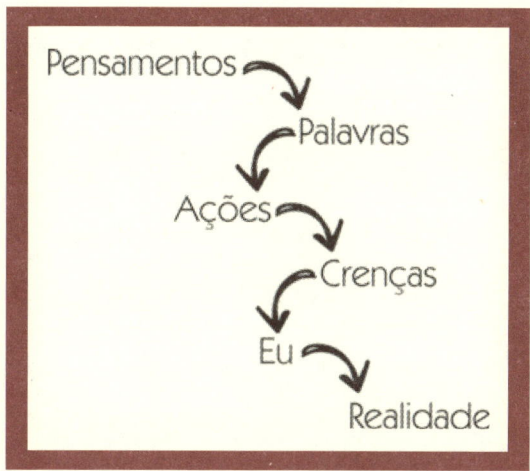

O fluxo é assim, ao contrário do que normalmente imaginávamos. Não é a realidade que forma os pensamentos, são os pensamentos que criam a realidade.

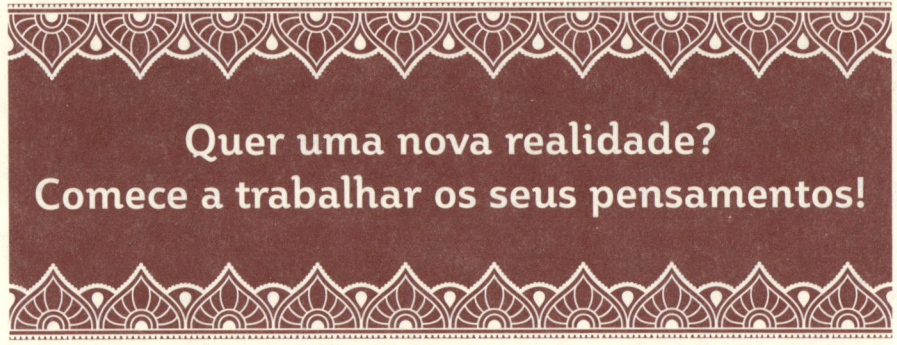

**Quer uma nova realidade?
Comece a trabalhar os seus pensamentos!**

Mudar o fluxo dos pensamentos significa mudar o fluxo de criação da sua realidade, e isso fica bem mais fácil quando você conhece as entranhas da mente.

Você conhece a sua mente?

E se eu te perguntar agora como é a sua mente? Grande parte das pessoas visualizaria um cérebro, provavelmente, mas o cérebro não é nossa mente, ele é apenas um órgão.

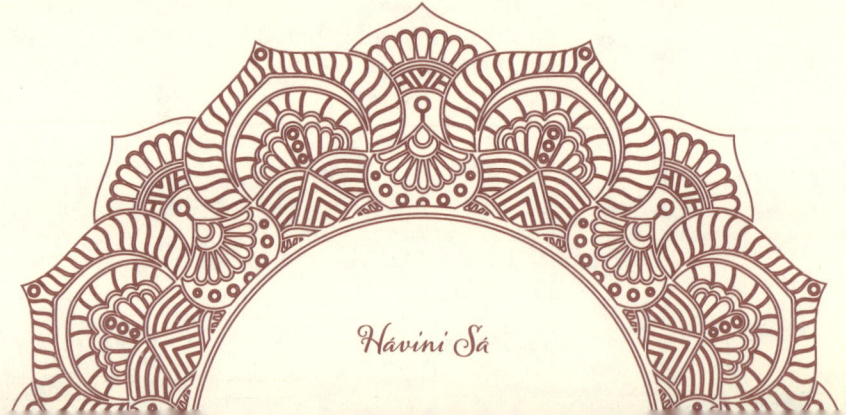

Analise a imagem a seguir:

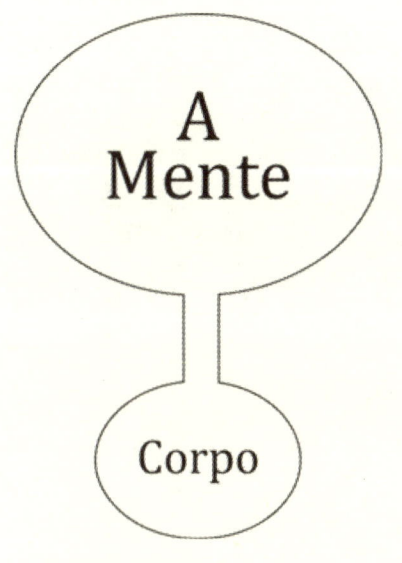

```
   ╭─────────╮
  │    A     │
  │  Mente   │
   ╰────┬────╯
    ╭───┴───╮
    │ Corpo │
    ╰───────╯
```

Essa imagem criada pelo Doutor Thurman Fleet, na Universidade do Texas, por volta de 1934, foi uma verdadeira revolução na época, e representa a mente humana separada do corpo.

Pela simplicidade da imagem, é possível compreender que é apenas uma representação e não um modelo fiel. Mas resguardadas as diferenças, é possível compreender o que Dr Thurman Fleet queria apresentar: *"A mente tem maior importância do que o corpo"*.

O cérebro é apenas um órgão, responsável por enviar e receber informações, interpretar e traduzir tudo o que se passa na mente; ou seja, é a conexão entre corpo e mente.

Já a mente é tudo o que pensamos, enxergamos ou sentimos.

E se eu repetisse a pergunta:

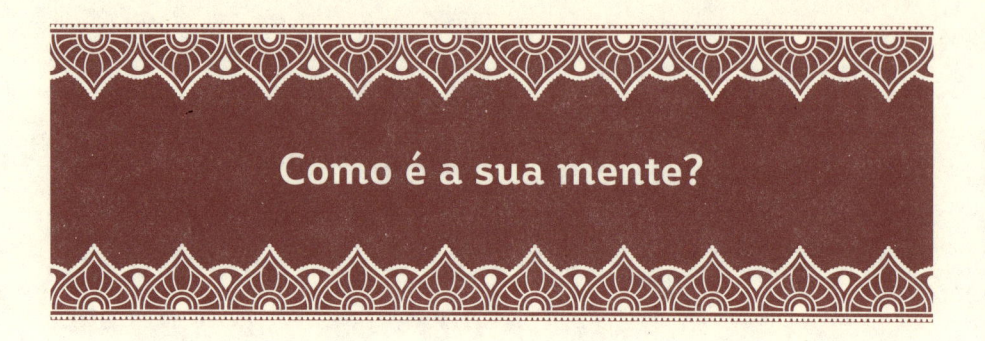

Como é a sua mente?

Bem, agora que já entendemos que o cérebro está no corpo e não na mente, e que a mente é muito maior do que o corpo, vamos focar na mente e dividi-la em duas partes: consciente e subconsciente.

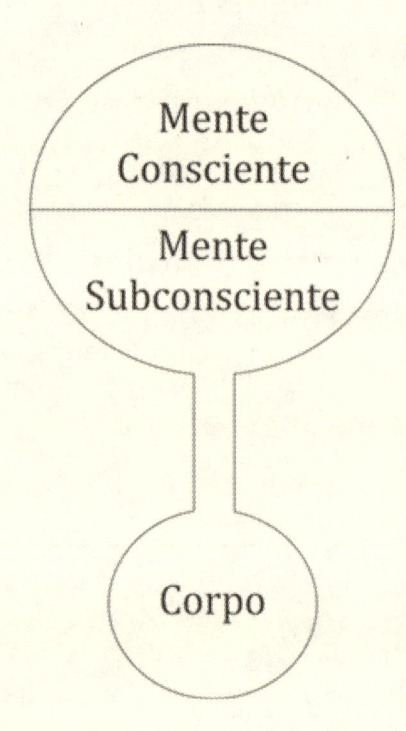

Consciente e subconsciente são componentes da mesma parte, mas funcionam de formas completamente diferentes.

Nossa mente consciente trabalha quando estamos acordados; ela é responsável por nossas atividades diárias. É ela que raciocina, que faz escolhas e julgamentos, analisa e tira conclusões.

No coaching chamamos a mente consciente carinhosamente de Self 1.

A mente consciente é a que toma ciência das coisas, entende? Quando sentimos uma dor, é o Self 1 o responsável por apontar onde está essa dor. Ele percebe através dos sentidos, analisa, categoriza e dedutivamente aponta, certeiramente, o local da dor.

Essa mente consciente é realmente uma incrível máquina de pensar. Ela pensa o dia todo e o tempo todo. Eckhart Tolle, em *Um Novo Mundo*, disse: *"Pensar não é algo que você faz; pensar é algo que acontece com você"*. E é isso mesmo, pensar é algo que simplesmente acontece.

Enfim, o que caracteriza o consciente é o intelecto e a razão!

E a mente subconsciente, você tem ideia do que é? Que papel desempenha na sua vida?

Então vamos lá...

O subconsciente é responsável por **SENTIR**, e a sua maior capacidade é a de armazenamento. Então temos que tomar muito cuidado com o que ouvimos, vemos, lemos e sentimos, pois tudo isso é armazenado para sempre em nossa mente subconsciente.

É isso mesmo! A capacidade dele é tamanha que mesmo coisas que ouvimos distraidamente são guardadas como tesouros em nosso subconsciente. Não há nada que passe despercebido pela mente subconsciente.

Isso porque ela não sabe em que momento receberá uma ordem de pesquisa, uma ordem de consulta, então precisa ter todos os registros guardados.

Um simples exemplo de como nossa mente inconsciente é incansável é a "terrível" tentativa de se recordar de um nome.

A simples questão *"Qual é o nome dela?"* é enviada ao subconsciente, e ele começa a busca pela resposta. Ele abre pastas e pastas, assim como nos computadores, e de repente, quando por vezes já estamos até fazendo outra tarefa, vem à mente, *"Maria Eduarda"*.

O mecanismo de busca não parou porque você foi fazer outra coisa. Ele recebeu uma tarefa e ficou procurando a resposta até encontrá-la, mesmo que conscientemente não tivéssemos percebido que a busca ainda continuava.

Percebeu que conscientemente você tinha desistido de se recordar do tal nome? Mas inconscientemente não. A mente subconsciente ficou trabalhando em silêncio e só parou quando executou a ordem, porque essa é a função da mente subconsciente: armazenar, recuperar e repetir dados. Seu trabalho é garantir que você responda exatamente da maneira que você está programado, ou seja, sua mente subconsciente trabalha para repetir padrões e para te dar mais do que você foi programado para ser e para ter.

Perceba uma analogia com os grandes navios: o comandante e a engenharia da casa de máquinas. A mente consciente é o comandante. Ele é o grande responsável por manter a direção correta mar afora, assegurar o sucesso da missão e o bem-estar de passageiros e sua tripulação. O comandante é quem dita as regras, é quem dá as ordens o tempo todo. Cabe a ele receber e avaliar informações, pesar opções e decidir o melhor curso de ação.

O comandante, mente racional, pode parecer o centro, mas sem a engenharia da casa de máquinas o navio não navega. A engenharia é a mente inconsciente, aquela que executa as ordens. É na casa de máquinas que estão os motores trabalhando incansavelmente para realizar as missões recebidas.

Os motores nunca param, não descansam como o comandante. Eles recebem instruções, depois continuam processando e trabalhando até que sua missão seja concluída.

Não estou falando de mais importante ou menos importante, estou falando de **PERCEBER** a capacidade de cada um. Só assim será possível tirar proveito da perfeita combinação de consciente e subconsciente.

Neste momento, quero aproveitar para te dar os **PARABÉNS**. É isso mesmo, parabéns por estar aqui, afinal, a maioria de nós passa a vida tomando pouco interesse nos processos de pensamento e como a mente pensa, o que aceita, o que ignora, e assim passa anos e anos acreditando nas peças que a mente nos prega. Pois saiba que *a mente mente*.

Agora que você já sabe que a mente consciente é racional, detalhista e fala sem parar, e que a mente subconsciente armazena e repete padrões, me diga uma coisa: essa tagarelice mental tem sido fluida e positiva ou irritante e negativa? Pois é, o grande volume de pensamentos faz com que essa conversa mental seja desgastante e desconstrutiva, e consequentemente pesada emocionalmente.

Eu mesma sempre fui reconhecida pelos outros como uma pessoa otimista, feliz e satisfeita, o que eu realmente sou. Mas o que ninguém sabe é da "tagarelice" preocupada da minha mente. E essa preocupação excessiva costumava abalar a minha positividade natural, até eu aprender e entender que "preocupações são os juros que se paga ANTES de a fatura vencer".

E isso só mudou quando eu consegui mudar o foco dos meus pensamentos. Focar no que **EU QUERO** e não focar no que acorda minha mente preocupada. Mudei todo o meu foco com a prática diária dos mantras em afirmações positivas.

Se você está lutando para remover um hábito negativo da sua rotina diária e quer manifestar sonhos em sua vida, mantras são uma maneira magnífica de criar novos caminhos para o pensamento e, consequentemente, novas realidades.

Afirmações diárias não são sobre fingir que problemas não existem ou que as coisas nunca dão errado. São sobre *retreinar* sua mente para ver as coisas com uma perspectiva diferente, autorreflexão consciente e inspiração para agir com base nessas palavras em que você virá a acreditar.

Através da repetição, os mantras reforçam uma intenção tão profundamente que ela ignora sua mente consciente e vai diretamente para o seu subconsciente.

Quando isso acontece, você começa a experimentar mudanças e aproveita os benefícios de alcançar o resultado desejado. Você vai desde a visualização do pensamento positivo, passando pela infinita alegria e gratidão.

E isso é exatamente o que eu quero para você!

Eu vivo
em perfeito alinhamento com a minha **maior verdade.**

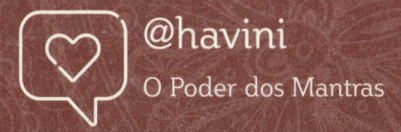

@havini
O Poder dos Mantras

3

Mantras em afirmações positivas

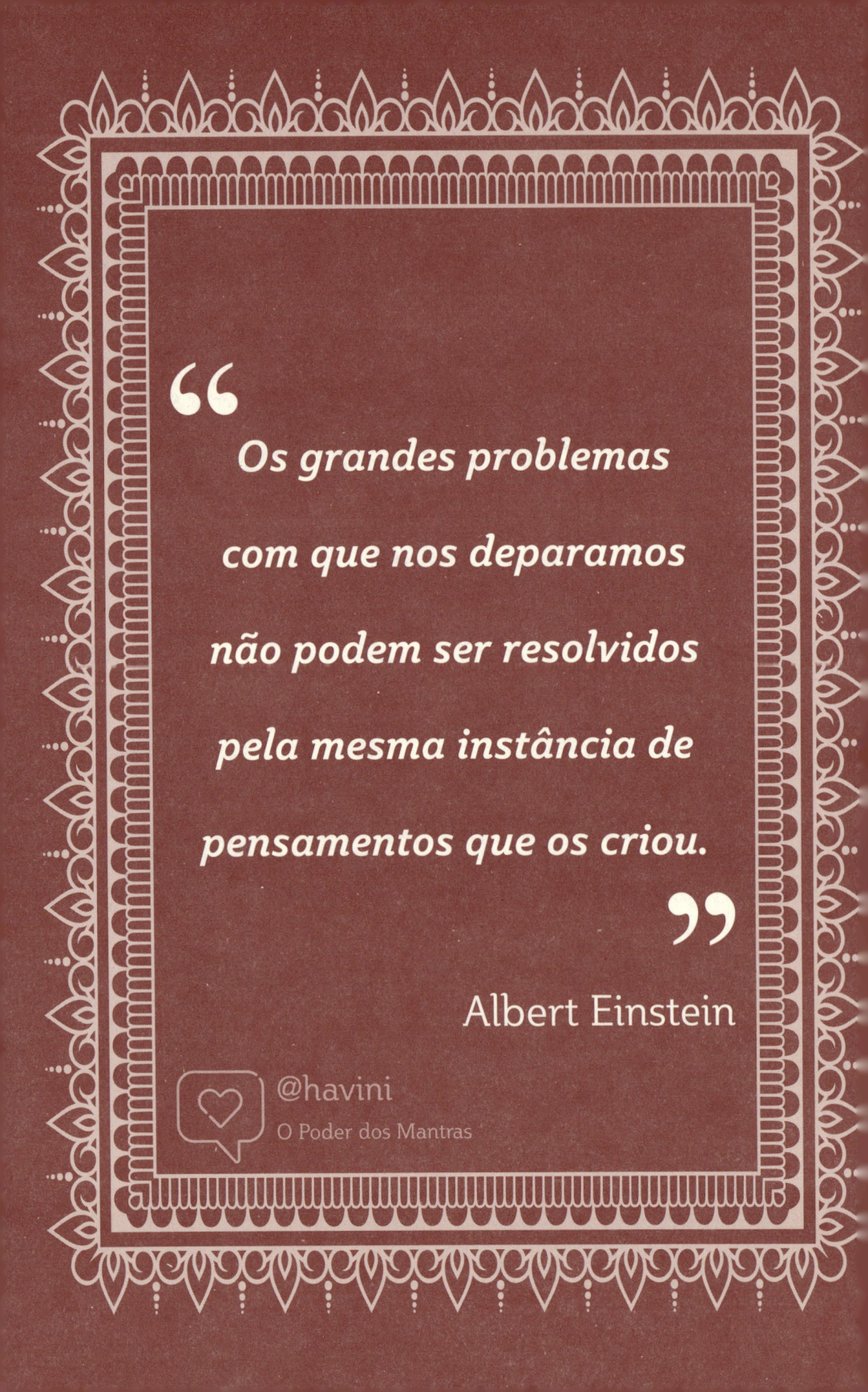

> *Os grandes problemas com que nos deparamos não podem ser resolvidos pela mesma instância de pensamentos que os criou.*
>
> Albert Einstein

@havini
O Poder dos Mantras

Os mantras em afirmações positivas são mensagens destinadas ao nosso subconsciente. Ultrapassam o limite da consciência e penetram nas áreas mais profundas da nossa mente. Assim, conseguem o seu objetivo: induzir um estado de consciência positiva.

As mensagens positivas alteram nossa vibração e, consequentemente, nossa sintonia, e quando nossa sintonia está ligada no POSITIVO, atraímos e criamos o que desejamos. A ciência nos mostra que os pensamentos esculpem nossa mente e que são nossos pensamentos que geram nossas emoções. Isso é incrível! E nós temos o poder de mudar nossas vidas para melhor através dessa técnica.

Os mantras em afirmações são declarações positivas que descrevem uma situação ou meta desejada. Essas afirmações positivas são repetidas com frequência, a fim de impressionar a mente subconsciente.

O ato de repetir as afirmações motiva, inspira e programa a mente para agir de acordo com as palavras repetidas.

A maioria das pessoas repete em sua mente palavras e afirmações negativas sobre as situações e acontecimentos de sua vida e, consequentemente, cria situações indesejáveis.

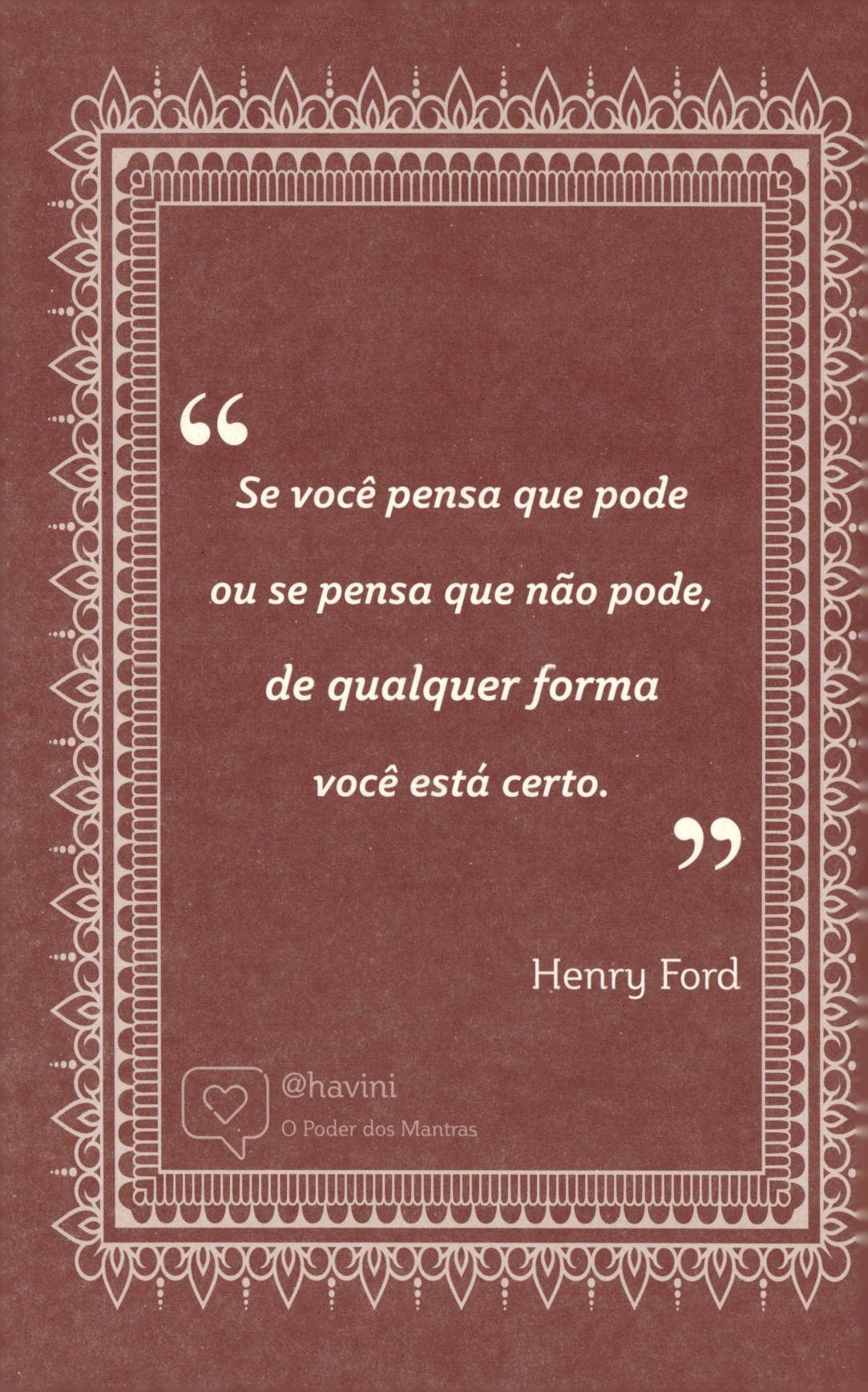

> *Se você pensa que pode ou se pensa que não pode, de qualquer forma você está certo.*

Henry Ford

@havini
O Poder dos Mantras

Faça uma pausa agora e preste atenção às palavras que você tem repetido na sua mente, analisando se tem usado declarações como:

> "Eu não posso fazer isto."
>
> "Isso sempre acontece comigo."
>
> "Eu não tenho força interior."
>
> "Eu vou falhar."
>
> "Eu não tenho tempo."

Você reconhece alguma dessas afirmações? Várias delas? Se você descobrir que essas palavras, ou semelhantes, passam pela sua cabeça, você deve fazer algo para mudá-las.

As palavras funcionam nos dois sentidos, para construir ou destruir. É a maneira como as usamos que determina se elas trarão resultados bons ou prejudiciais. Se a sua mente está se revirando com pensamentos negativos, você não está resolvendo um único problema, está apenas criando mais cem que não rondavam seus pensamentos antes.

Nossa mente precisa de um estado de harmonia, a fim de pensar com clareza e nos apoiar na construção da realidade que desejamos, e para isso é preciso decisão, otimismo e mantras.

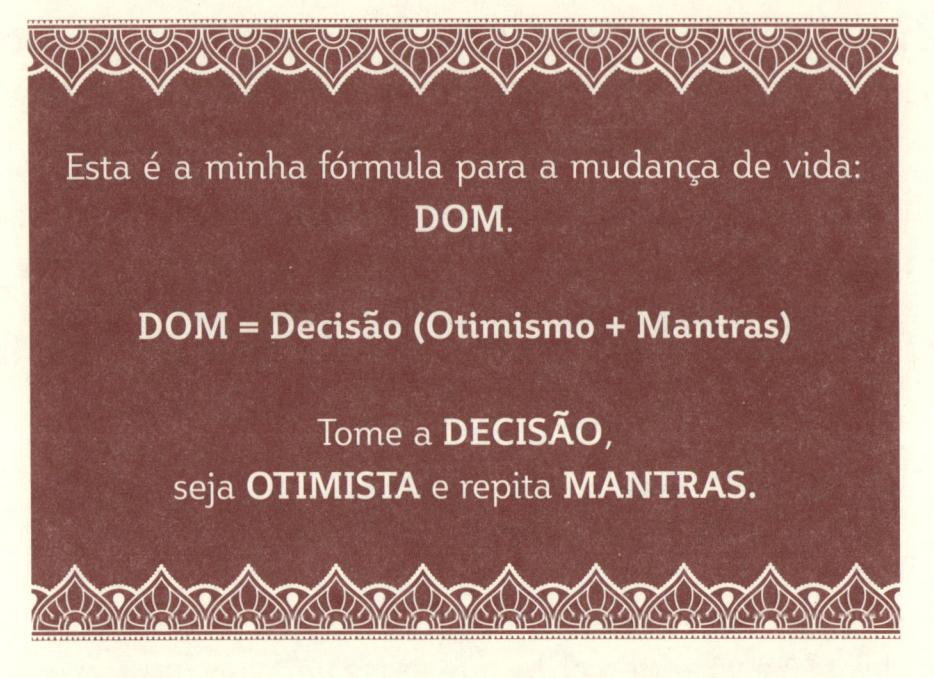

> Esta é a minha fórmula para a mudança de vida:
> **DOM**.
>
> **DOM** = Decisão (Otimismo + Mantras)
>
> Tome a **DECISÃO**,
> seja **OTIMISTA** e repita **MANTRAS**.

Por que os mantras são tão poderosos

Quando você foca, verbaliza, sussurra ou escreve algo e repete para si mesmo, isso influenciará seus pensamentos. É por isso que os mantras são bem-sucedidos.

Se você disser a si mesmo: "Eu sempre tenho ótimas entrevistas", você começará a pensar automaticamente em suas entrevistas como ótimas.

E quando pensamos, vemos e falamos nas situações como ótimas, as chances de elas não serem boas são muito pequenas.

O que você focar você vai atrair. Então, comece a usar mantras para se concentrar no que você realmente deseja.

Um mantra funciona porque tem a capacidade de programar sua mente para acreditar na afirmação declarada. Isso ocorre porque a mente não sabe a diferença entre o que é real ou fantasia.

Exatamente, a mente não sabe se a emoção que estamos sentindo é verdadeira ou simplesmente uma ilusão. Olha só:

Você se lembra da última vez que assistiu a um filme e riu até a barriga doer ou chorou até os olhos ficarem inchados? Por que se emocionou tanto se tudo não passava de magia do cinema?

Você se emocionou muito simplesmente porque a sua mente não sabe o que é verdade ou ficção, ou seja, a mente é altamente influenciável.

Os mantras ajudam você a se concentrar e acalmar as flutuações de sua mente, purificar seus pensamentos, curar sua alma, mudar padrões de pensamentos negativos, liberar a tensão armazenada e cavar mais fundo dentro de você.

Por isso usar um mantra positivo é tão eficaz. É porque ele emprega a mente pensante em vez de tentar ignorá-la, silenciá-la ou subjugá-la. Ele usa pensamentos para transcender pensamentos, o que é um método extremamente habilidoso.

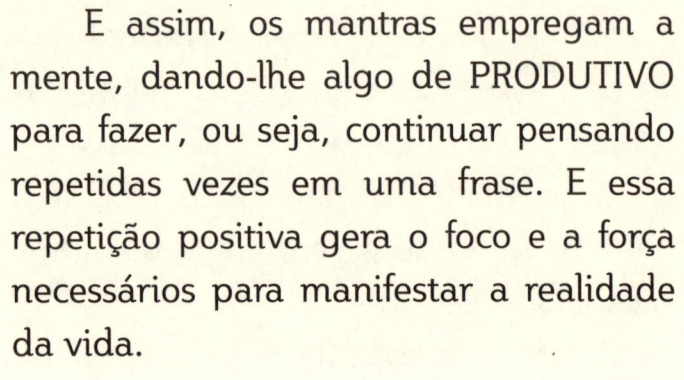

E assim, os mantras empregam a mente, dando-lhe algo de PRODUTIVO para fazer, ou seja, continuar pensando repetidas vezes em uma frase. E essa repetição positiva gera o foco e a força necessários para manifestar a realidade da vida.

Sempre que você quiser maximizar suas chances de obter os resultados desejados, as afirmações são uma das maneiras mais rápidas de se chegar lá. Se você quiser criar mudanças reais em sua vida, use os mantras para uma transformação completa, física, psicológica e espiritual.

No corpo físico, a prática dos mantras promove relaxamento profundo, melhora o sistema imunológico, reduz o estresse, a insônia e a dor crônica.

No campo psicológico, os mantras trazem paz de espírito, silenciam a mente, aumentam a clareza e melhoram o equilíbrio emocional; já na esfera espiritual, cultivam compaixão, aumentam a consciência do Self e criam desapego.

Os benefícios dos mantras

Os mantras primeiramente nos ajudam a purificar nossos pensamentos e a reestruturar nossos sistemas cognitivos e comportamentais, e, assim, considerar outras possibilidades que não aquelas imediatistas ou já gravadas em nosso subconsciente.

Quando praticamos o poder dos mantras, estamos clareando nossos sonhos e ambições, e, dessa forma, sentimos instantaneamente uma profunda sensação de conforto e comando sobre a nossa realidade.

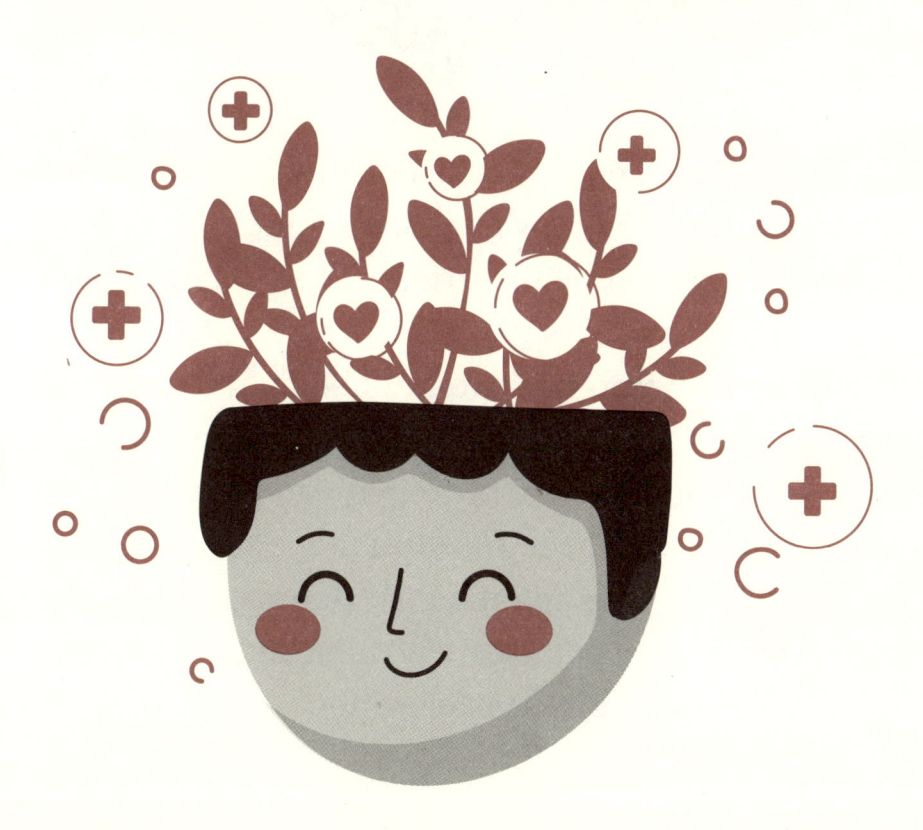

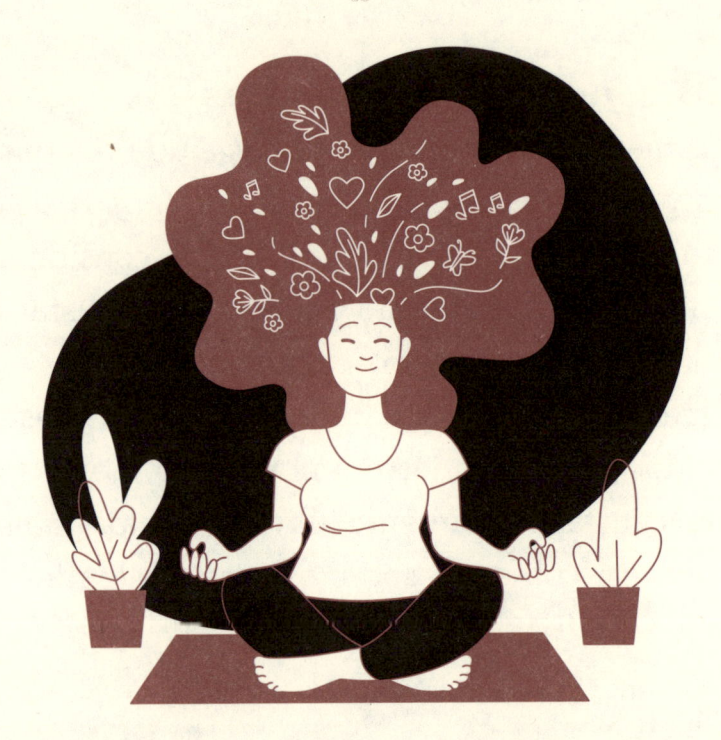

Esse fenômeno também enfraquece nossas emoções negativas e proporciona uma sensação de bem-estar duradoura, permitindo-nos focar no momento presente e não mais sofrer por antecipação.

O pensamento positivo impõe um ambiente vivo e ativo, propício para estabelecer metas, realizar nossos projetos, estipular horários regulares e até ter uma rotina leve.

Certamente, os mantras em afirmações positivas melhoram a autoconfiança e a capacidade de superar obstáculos. Além disso, a neurociência tem mostrado muito mais benefícios, como:

- Aumento da energia vital;
- Aceleração da evolução espiritual;
- Aumento da concentração, atenção e consciência;
- Redução de preocupações, medos e ansiedades;
- Melhora da saúde mental e física;
- Estímulo do relaxamento;
- Auxílio da cura;
- Criação da harmonia social;
- Desenvolvimento do bem-estar na alma;
- Revitalização do coração e redução de riscos cardíacos;
- Promoção da respiração consciente e contínua;
- Duplicação da produção de endorfina;
- Estimulação notável e aumento da memória;
- Redução da instabilidade emocional;
- Alívio de síndromes e traumas.

Depois de conhecer os inúmeros benefícios dos mantras em afirmações positivas, é hora de começar a conhecer as práticas e tirar do papel toda essa vontade de mudança que eu tenho certeza que você está sentindo a essa altura da leitura.

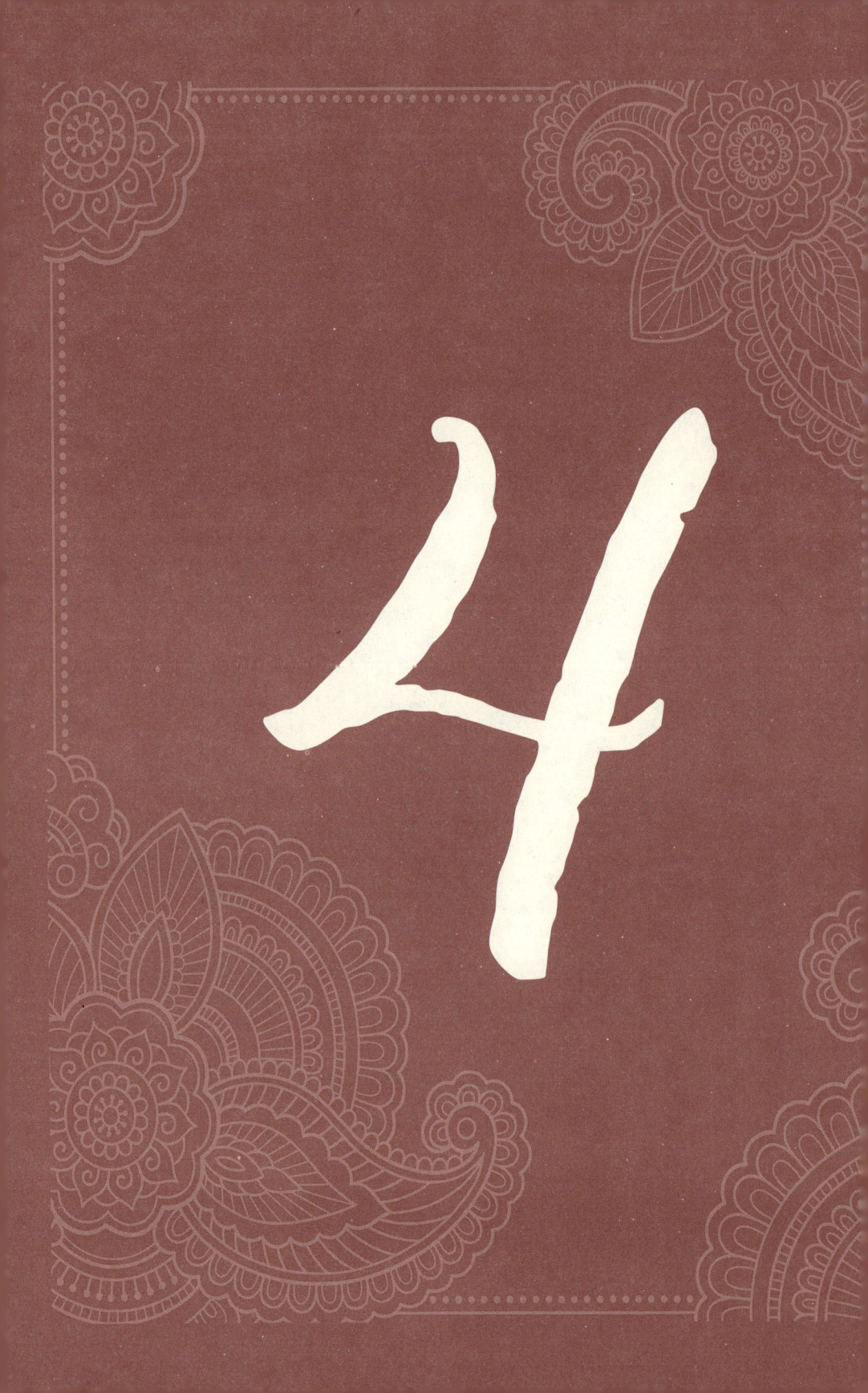

4

9 Regras de Ouro para ter sucesso com os mantras

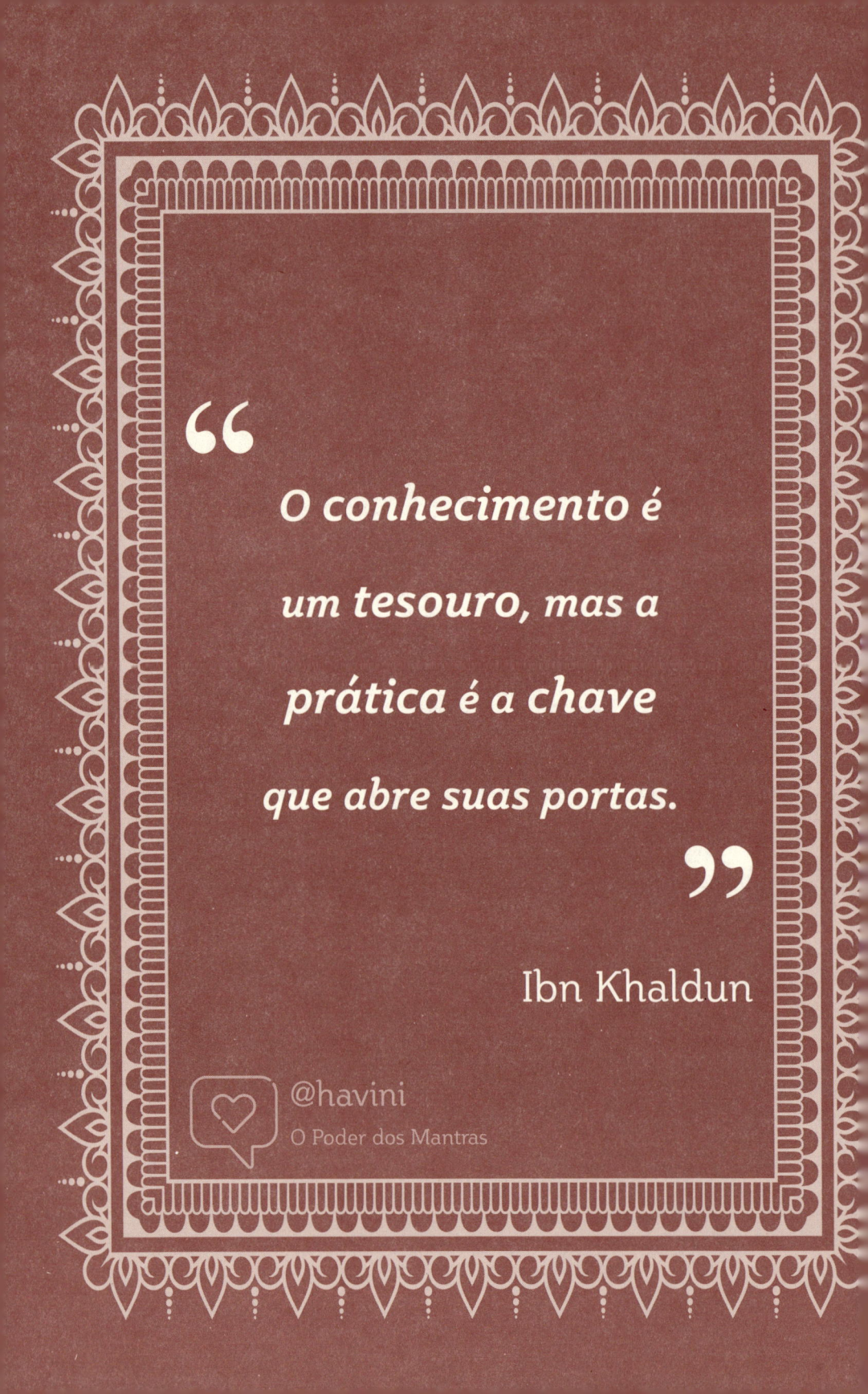

> *O conhecimento é um tesouro, mas a prática é a chave que abre suas portas.*

Ibn Khaldun

@havini
O Poder dos Mantras

Algumas pessoas dizem que os mantras não funcionam, quando o que elas querem dizer é que não sabem como usá-los corretamente.

A essa altura, a prática dos mantras pode parecer um pouco óbvia. Mas espere, pois como qualquer outra habilidade na vida, existe um jeito certo e errado de praticá-los.

Praticar mantras criando afirmações ou repetindo do jeito errado resultará em nada mais do que tempo perdido. Você pode se frustrar, desanimar com o seu progresso e acabar fazendo parte dos que vivem dizendo "Mantras não funcionam!".

Se não estão funcionando, é porque algo saiu errado, então em vez de criá-los da maneira errada ou, pior ainda, acabar se programando de formas destrutivas e negativas, siga os elementos fundamentais que eu trouxe para você.

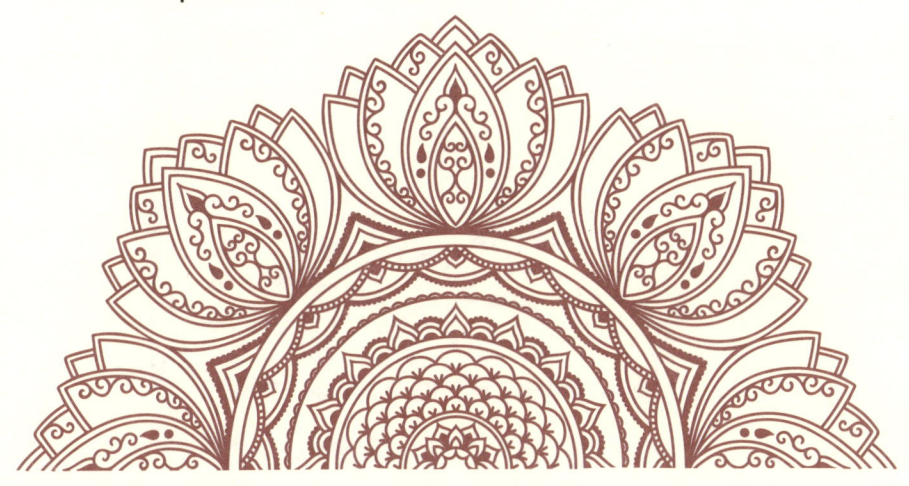

Elementos e técnicas

Muitas são as formas de praticar os mantras. As repetições podem ser apenas na mente, as declarações podem ser faladas, ouvidas e ainda escritas. Podemos também combinar as técnicas como mentalizar e falar, mentalizar e ouvir, mentalizar, falar e escrever.

Percebe que juntando e mesclando as técnicas temos muitas opções para praticar? Tudo irá depender do momento da sua prática, da sua habilidade, da sua disponibilidade e interesse. A soma de técnicas e elementos deixa seus mantras ainda mais poderosos. Eu costumo dizer que, no caso dos mantras, **mais é mais mesmo**, ou seja, há poder na combinação de técnicas e elementos.

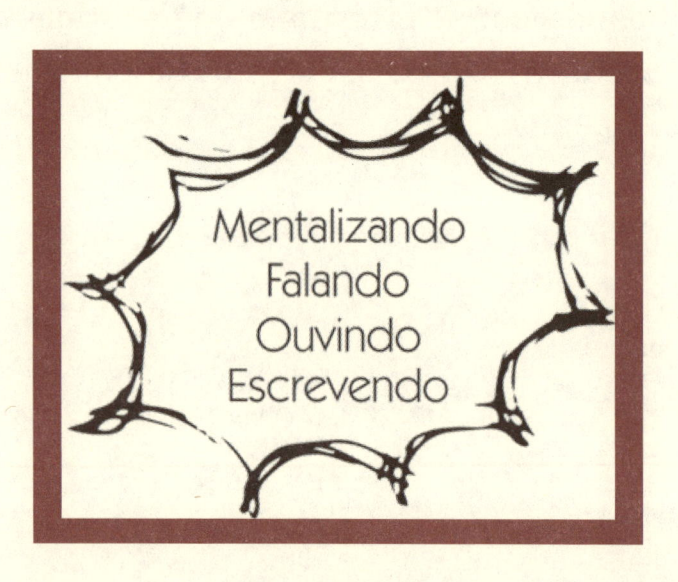

Mentalizando
Falando
Ouvindo
Escrevendo

Tão importante quanto escolher uma técnica é internalizar totalmente a afirmação. O mantra precisa se tornar uma parte real de você, por isso que ao **ler, ouvir, falar, escrever ou mentalizar** é importante torná-lo tão real quanto possível. Fazendo a combinação de técnicas e elementos, essa internalização real é favorecida.

Sabemos que as palavras têm poder. Sim, elas são poderosíssimas.

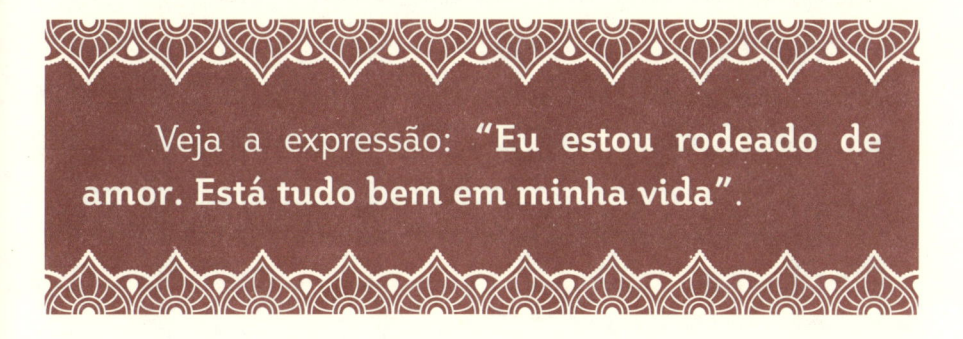

> Veja a expressão: **"Eu estou rodeado de amor. Está tudo bem em minha vida"**.

Você pode ler essa expressão assim como quem lê uma receita de bolo e terá captado a mensagem, mas não terá gerado força o suficiente para gerar mais amor, se essa for a sua vontade.

O que precisamos aqui é de emoção — emoção que gera energia. Imagine essa mesma expressão sendo dita com a vontade de um vencedor, com a garra de lutador e com a doçura que ela merece, aí sim terá gerado a energia necessária para produzir amor, para produzir o que foi declarado.

Agora imagine essas mesmas palavras sendo ouvidas, repetidas, visualizadas e escritas, num looping de escrita, audição, repetição e fala: elas passam a gerar o dobro de emoção. E a **EMOÇÃO** tem a energia. E a **ENERGIA** move montanhas.

É exatamente assim que a mágica acontece. Um looping infinito de:

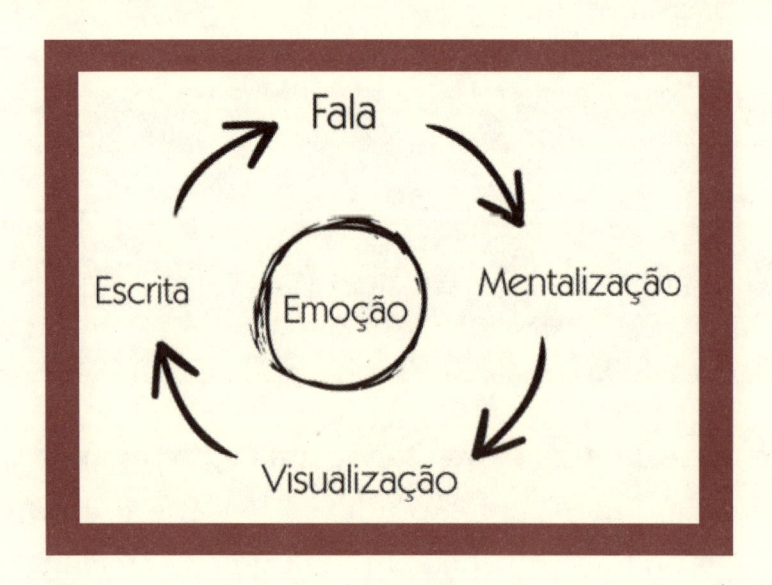

```
        Fala
   ↗          ↘
Escrita  Emoção  Mentalização
   ↖          ↙
     Visualização
```

Então, independentemente da técnica escolhida, pratique com sinceridade e concentração, combinando elementos para despertar a emoção que gera energia real.

Afirme para si

Faça mantras para si, e não para os outros. Crie suas declarações inteiramente em relação a você. Afinal, você só tem controle sobre seu próprio comportamento. Seus mantras devem ter o eu explícito ou oculto, mas sempre se referindo a você.

Errado: "Minha família é feliz."
Certo: "Eu estou feliz com minha família."

Tempo presente

A parte mais importante dos mantras é dizer, escrever, pensar e cantar no tempo presente, como se já fosse verdade.

"Eu fico à vontade quando falo em público. Tenho confiança em mim."

A frase não diz que algo vai acontecer, ela afirma algo como dito e certo. Não há dúvida e nem meio termo. Ao fazer isso, você está dizendo à sua mente subconsciente que isso já está acontecendo, que você já é essa pessoa e tem as coisas que quer.

É isso mesmo, você afirma como se já tivesse aquilo! Jamais pratique os mantras no futuro, pois dessa forma os seus sonhos sempre ficarão lá.

Errado	Certo
"Eu serei forte."	"Eu sou forte."
"Eu superarei minha compulsão por comida."	"Eu me alimento de forma controlada e saudável."

Outro erro muito comum na prática das afirmações é dizer algo como: "Serei bem-sucedido *depois de ser promovido*"; isso implica que uma **condição** deve ser satisfeita para que você se beneficie. Esse tipo de afirmação é mais **problemático** do que útil. Caso essa condição não seja satisfeita, você nunca alcançará seu desejo.

Nunca coloque uma condição no seu mantra!

No início, você pode sentir alguma dificuldade em afirmar que tem algo que ainda precisa conquistar.

Eu entendo que pode não ser muito fácil, por exemplo, afirmar que você já tem o corpo perfeito ou que já tem dinheiro o suficiente quando na verdade está vivendo algo bem diferente.

É aí que mora o perigo de você não sentir *O Poder dos Mantras*.

Praticar os mantras sem **CRER** no que está afirmando é pura perda de tempo, é preciso ter certeza, acreditar, confiar, entende?

Você pode neste momento ter se identificado como parte desse grupo de pessoas que pratica os mantras um pouco sem graça, com pouca energia, porque em algumas afirmações se sente fingindo uma situação que não é real.

E agora, o que fazemos? Desistimos ou encontramos uma maneira de resolver isso?

Se escolheu a segunda opção, você realmente está comigo nesta jornada.

Desistir não é uma opção!

Então me diga, Hávini, como faço para me sentir à vontade com as afirmações positivas?

Fique tranquilo, eu tenho a solução para você. Eu busquei na gramática esta superdica: use o gerúndio.

Você lembra o que é isso?

O gerúndio descreve uma ação que está acontecendo agora, uma situação que está em processo.

Exemplo:

Caso tenha dificuldade em afirmar "Eu sou forte", diga "Estou ficando mais forte a cada dia". Se tiver dúvida em dizer "Eu me alimento de forma controlada e saudável", diga "Eu estou me alimentando de forma controlada e saudável".

"Eu ganho todo o dinheiro de que necessito."	**"Eu estou ganhando todo o dinheiro de que necessito."**
"Eu libero todas as coisas que me seguram."	**"Eu estou liberando todas as coisas que me seguram."**

Essa simples adaptação faz **toda** a diferença para algumas pessoas. Se você se sentir melhor assim e com isso colocar mais verdade e mais emoção, faça assim.

Quanto mais confortável estiver, mais se sentirá confiante. Quanto mais confiante estiver, mais emotivo estará. Quanto mais emoção, mais energia; quanto mais energia, mais manifestação.

Sempre no positivo

Seus mantras escolhidos ou feitos devem ser sempre positivos: afirme o que você quer e não o que você não quer. Evite o NÃO!

Descarte frases como: *"Não quero que tal coisa aconteça".*

Perceba, se eu disser agora para você: *"NÃO pense em um macaco de cara vermelha"*. O que aconteceu? Com toda a certeza do mundo, você imaginou um macaco de cara vermelha.

Sabe por que isso aconteceu? Porque o subconsciente simplesmente IGNORA o não. Por isso, abandone todos os mantras que tenham o "não" ou palavras negativas, caso contrário você vai acabar focando na coisa que NÃO quer.

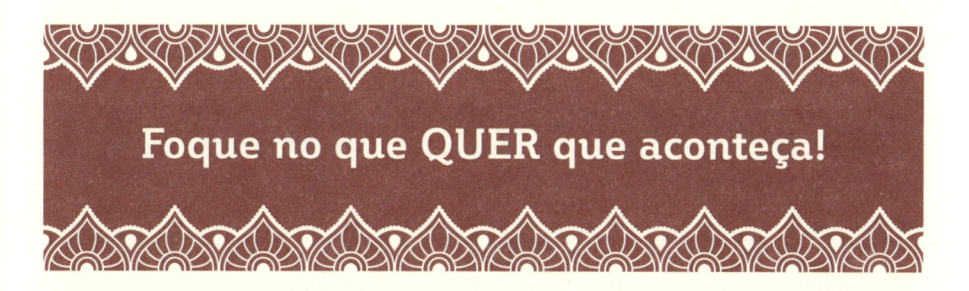

Foque no que QUER que aconteça!

Errado	Certo
"Eu não tenho medo."	"Eu sou corajoso."

Nossa mente subconsciente se concentra em palavras-chave. Repare nesta afirmação: *"Me sinto cada vez menos ansioso"*; nossa mente irá se concentrar na palavra "ansioso". Para corrigir essa sentença, diga: *"Me sinto cada vez mais calmo"*.

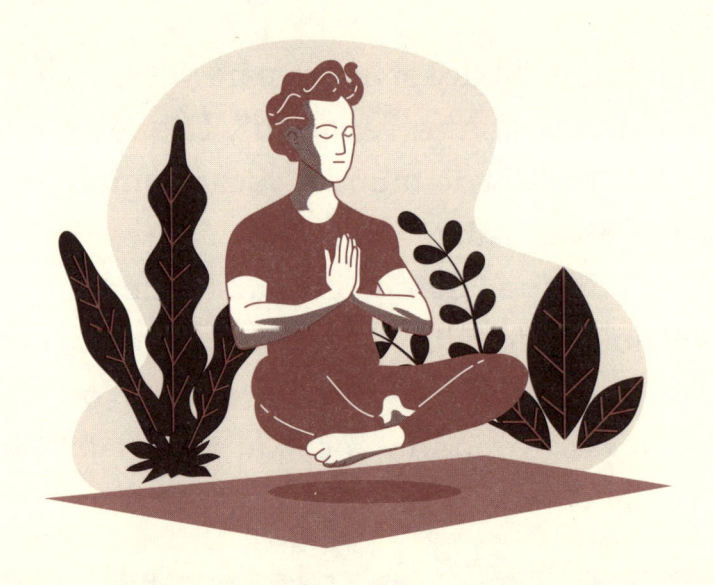

Essas talvez sejam as dicas mais preciosas. Vejo muitas — mas muitas mesmo — mensagens de autoajuda ou pseudo-mantras recheados de palavras fracas, "nãos" e negatividade.

Deixe de lado o "Eu quero" e o "Eu preciso".

"Eu quero" e "Eu preciso" definitivamente não são expressões que devam ser usadas nos mantras, elas jamais trarão para você o que você tanto sonha. E há uma razão para isso.

Se você começar qualquer mantra com frases como "Eu quero" ou "Eu preciso", então o que você está afirmando para si mesmo é o sentimento de falta, escassez, por isso você quer e precisa.

Precisamos colocar os mantras sempre no presente, lembra da Regra de Ouro número um? Devemos procurar sempre a sensação de que já temos o que desejamos, assim, deixe de lado expressões que deixam clara a falta ou a escassez.

Errado	Certo
"Eu quero um relacionamento alegre e profundo com uma pessoa que verdadeiramente me ame."	"Tenho um relacionamento alegre e profundo com uma pessoa que verdadeiramente me ama."

Seja simples

É interessante que seus mantras sejam curtos, breves e o mais específicos possível. As afirmações com menos palavras são mais fáceis de lembrar, especialmente em situações em que você sente algum estresse.

Muitas vezes, acrescento uma pequena meditação no início das minhas práticas, para me conectar com a Magnitude do Universo, mas esses não são os mantras que repito, falando ou escrevendo, diariamente.

Sentimento

Inclua uma emoção dinâmica ou palavra sensível, algo que te toca o coração. Os mantras em afirmações positivas precisam de emoção. A emoção chega e vem direto do coração.

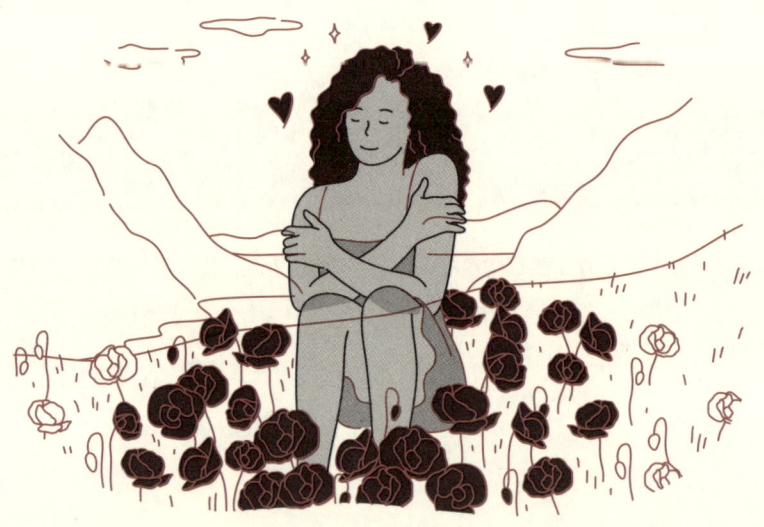

Muitos de nós temos uma ou outra música que ao ouvirmos muda rapidamente o nosso estado emocional. Sabe aquela música que, quando você ouve, te completa com sentimentos de plenitude, suficiência e empoderamento?

Então, é exatamente assim que devem ser os mantras em afirmação positiva; eles devem mexer com suas emoções. Precisamos identificar nossos gatilhos positivos. Emoções garantem que as afirmações funcionem mais rapidamente e sejam mais poderosas.

Um gatilho, na psicologia, é um estímulo, como um cheiro, som ou visão que desencadeia um sentimento instantaneamente.

Aqui, preciso muito te pedir algo: esteja atento aos gatilhos mentais negativos. Podem haver certas afirmações ou emoções que, mesmo sendo POSITIVAS, você não esteja pronto para ouvir.

São frequentes os casos de pessoas que sofreram algum tipo de abuso na infância e que não conseguem ouvir certas palavras, pois estas desencadeiam memórias dolorosas e as fazem se sentir pior.

Isso é algo muito pessoal e será superado. Só preciso que você esteja atento às suas emoções. Mude as palavras. Não há pressa, então tome o seu tempo e seja gentil consigo mesmo o máximo possível.

Sinta-se bem, o seu jeito é o jeito certo.

Conheço casos em que a criança passou a infância inteira sendo limitada e chamada de burra, então imagine o quanto é difícil hoje para ela se autoafirmar inteligente e ainda poder dar sua opinião.

Nesses casos, a ideia é adaptar os mantras.

Exemplo: *"Eu estou cada dia melhor"*, *"Estou animado em poder expressar o que penso"*.

Inclua uma ação

Para encurtar o tempo de manifestação de seus desejos, sempre que possível, some uma ação a seus mantras. Convença sua mente que a afirmação positiva é verdadeira. Se você está afirmando que terá um novo emprego, envie um currículo ou dois ou três. Vá a uma entrevista. Procure emprego on-line. Mostre ao Universo que você quer e você vai conseguir. Aja!

Mantras positivos somados a uma ação são simplesmente sensacionais!

Se estiver procurando um novo relacionamento, um amor de verdade, não fique sentado no sofá esperando que ele simplesmente toque a sua campainha. Vá ao encontro desse amor, ele te espera. Aja!

Faça seus mantras diários baseados em relacionamentos saudáveis, sólidos, duradouros e aja! Aceite o convite de seus amigos para sair, dê uma volta no shopping ou vá ao parque praticar uma corrida, as chances de encontrar seu grande amor aumentam substancialmente.

Faça de forma concentrada

Não tenha pressa para praticar seus mantras; faça de forma calma, tranquila e relaxada, pois o tempo que irá investir é curto e os benefícios são para a vida inteira.

Nós vivemos distraídos ou entretidos com muitas e muitas coisas; o trabalho, as contas, as crianças, o marido, a esposa, o supermercado, a faculdade, o carro, a academia, são verdadeiramente milhões de pensamentos.

Você se lembra que temos em média de 12 mil a 60 mil pensamentos por dia? Por isso, precisamos de foco, concentração.

No começo será mais difícil, e isso é normal. O domínio da atenção vem da prática. Ao praticar os mantras diariamente, você aprenderá a dominar a sua atenção. Quando você aprender a dominar a sua atenção, você dominará suas manifestações.

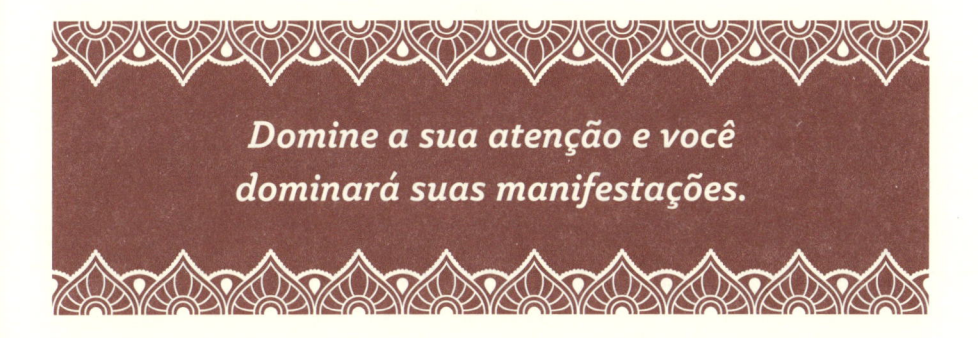

Domine a sua atenção e você dominará suas manifestações.

Repita-os diariamente, como exercício de rotina.

Agora chegou o elemento mais importante de todos, a repetição. Não preciso nem dizer que saber tudo isso e não colocar em praticar não vai adiantar muita coisa, não é?

O uso esporádico dos mantras vai fazer você se sentir bem momentaneamente, mas NÃO trará a manifestação que você merece. É preciso criar uma rotina diária de afirmações. Nossa mente trabalha com a lei do hábito. Portanto, cabe a você praticar o quanto for necessário até se acostumar com certos processos e procedimentos e reprogramar seu subconsciente.

E para você praticar, e praticar muito, no próximo capítulo, vamos falar sobre as repetições e a criação de mantras próprios.

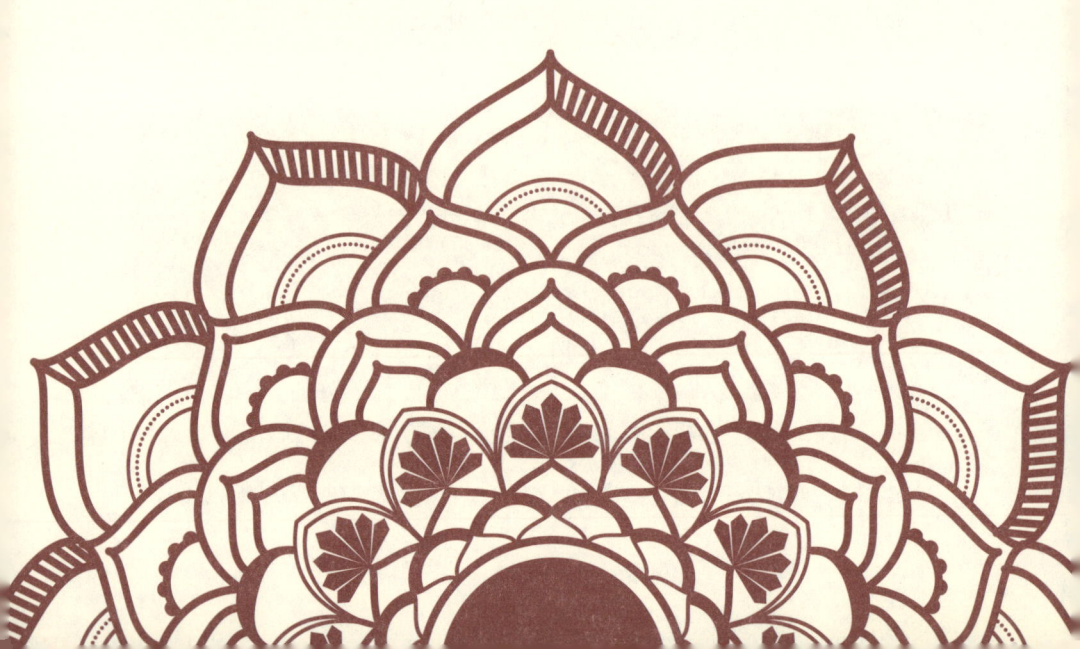

Eu sou sinceramente grato e isso atrai positividade para a minha vida.

@havini
O Poder dos Mantras

5

Repetições

> É a repetição de afirmações que leva à crença. E uma vez que essa crença se torna uma profunda convicção, as coisas começam a acontecer.

Muhammad Ali

@havini
O Poder dos Mantras

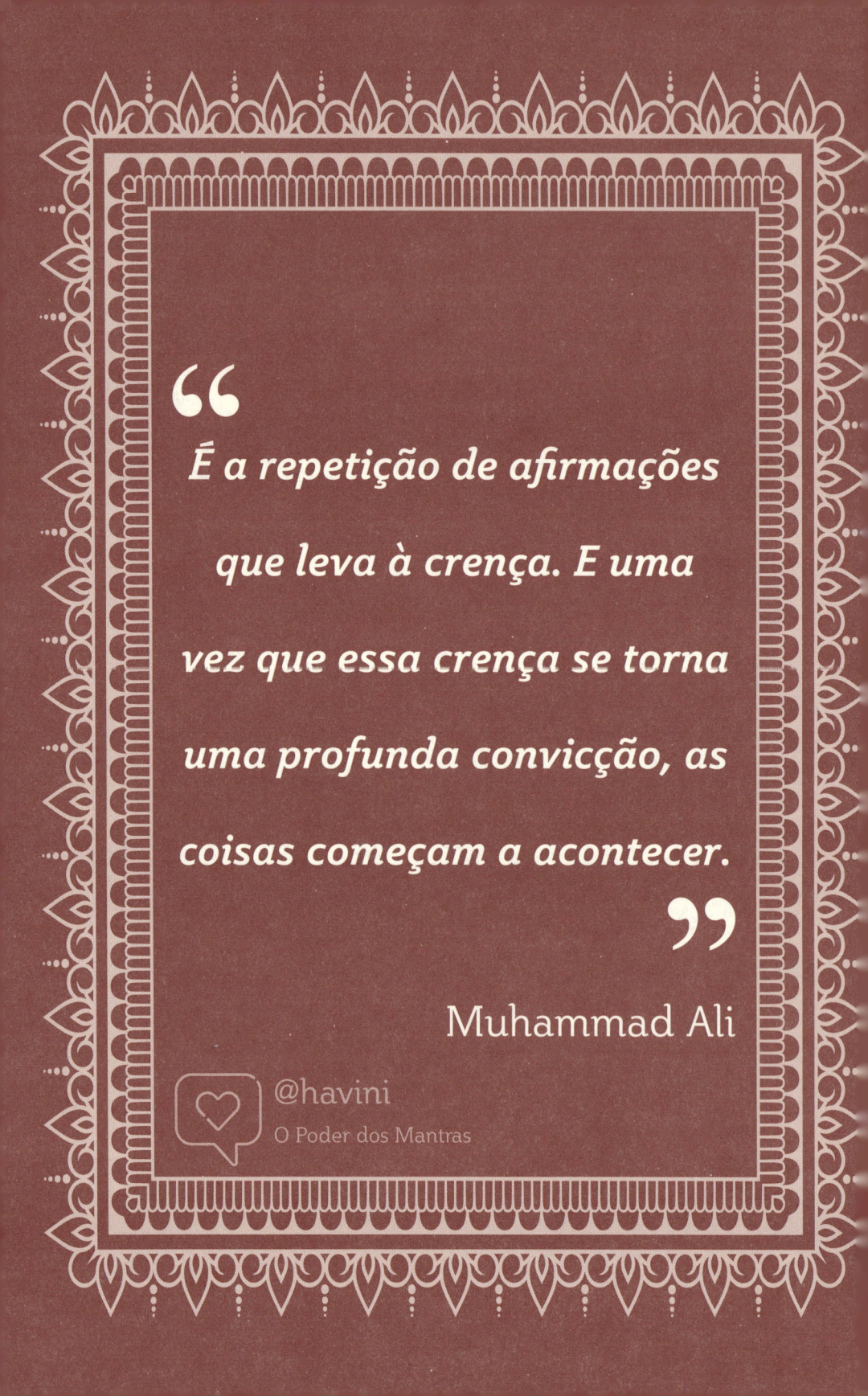

Finalmente, chegamos às repetições, e antes de qualquer coisa preciso te pedir: **se comprometa com você mesmo.**

Não prometa que vai repetir os mantras todas as manhãs, e aí quando chegar a hora, você diz que está atrasado demais para fazê-los e deixa para lá. Isso é procrastinação!

Há poder na repetição, e está em suas mãos garantir que esse poder seja usado de maneira positiva e saudável. Faça suas repetições com compromisso, combinado?

Então, pronto, pode perguntar: *"Quantas vezes devo repetir um mantra?"*. Essa é a pergunta campeã que sempre me fazem.

A melhor resposta é: 108 vezes.

108 é o resultado de nove vezes o número doze (9x12=108).

Grande é o poder do 108, pois ele representa a multiplicação dos poderes do nove pelos poderes do número doze. Isso é a confirmação da vontade de Deus nos doze raios da consciência divina manifestados na Terra.

Algumas pessoas marcam a repetição dos mantras usando um japamala (em Sânscrito, *japa* = sussurrar e *mala* = cordão). Trata-se de um colar de 108 contas, utilizado por hinduístas e budistas, que cumpre a mesma função do terço católico. Como o número 108 é considerado mágico na Índia, pois simboliza o eterno, recomenda-se entoar o mantra pelo menos 108 vezes.

Mas a resposta certa é: quantas vezes você se comprometer e cumprir.

Não há regra dura e rápida aqui, mas como regra geral, meus exercícios sempre estarão "procurando" o 108, ou seja, haverá exercícios em que pedirei para você repetir 108 vezes um único mantra, e outros em que completaremos 108 vezes lendo uma sequência de mantras.

Uso muito a prática 36x3, ou seja, dividimos as 108 repetições em manhã – tarde – noite. No entanto, a prática mais aderida é de duas vezes por dia, e está tudo ótimo, porque ela garante que você comece e termine cada dia repetindo suas afirmações em um estado relaxado.

O segredo dos mantras é afirmar até que o seu coração esteja leve e tranquilo, então faça respirações lentas e profundas, e repita lentamente com cada inspiração e novamente com cada expiração.

A repetição é a mãe de todas as habilidades.

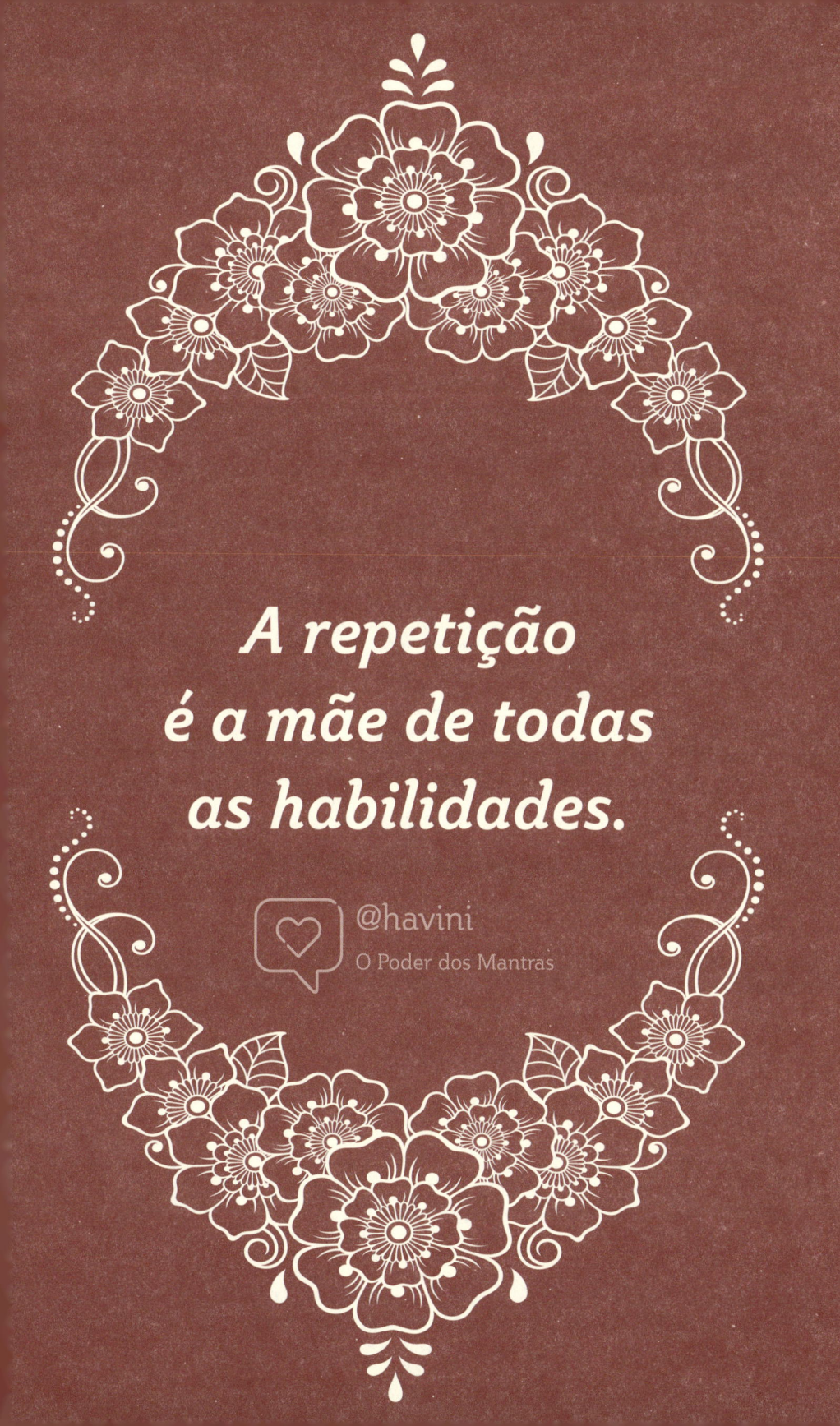

@havini
O Poder dos Mantras

Mantras a qualquer momento

No início, o fundamental é ter em mente que mais é melhor que menos, e alguns é melhor que nenhum. Então, mesmo que você se esqueça ou perca uma sessão de repetição, continue e vá praticando e usando os mantras de forma cada vez mais consistente. Quanto mais afirma algo, mais sua mente irá aceitar aquilo como verdade e logo você experimentará as mudanças positivas em sua vida.

Você não está e não deve estar limitado a experimentar os mantras apenas nas sessões de repetição. Os mantras são para ser vividos. Inclusive este é o tema de uma palestra minha: "Que mantras vivem em você?".

Por isso, os seus mantras devem viver a sua rotina, a qualquer momento, a qualquer tempo.

Enquanto você está andando.

Enquanto você está fazendo o trabalho doméstico.

Enquanto você relaxa no banho.

E assim a vida caminha, cada vez mais leve, mais simples e muito mais otimista, com um mantra positivo como seu companheiro em período integral.

Vozes

A forma tradicional de se repetir os mantras é em primeira pessoa: "Eu sou...", "Eu estou...".

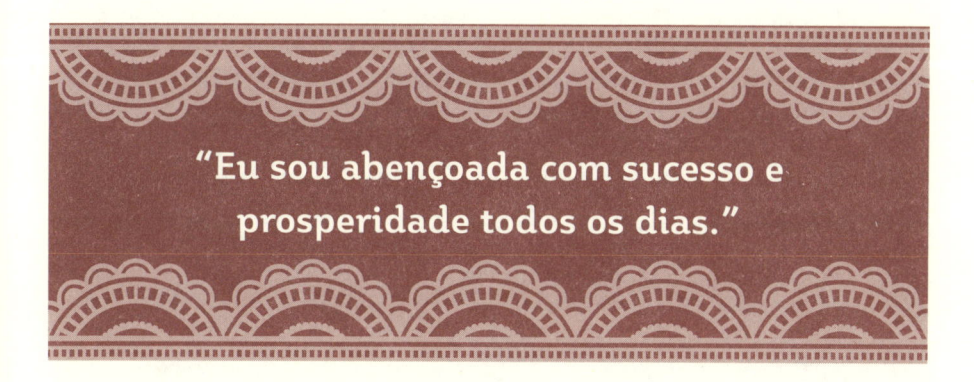

> "Eu sou abençoada com sucesso e prosperidade todos os dias."

Porém, praticar os mantras sob outro ponto de vista, em segunda ou terceira pessoa, é superinteressante, porque traz a você uma perspectiva nunca ou muito pouco exposta, e assim ocorre que esses mantras não encontram barreiras ou críticas e passam livremente por suas crenças limitantes, chegando como verdades puras ao subconsciente.

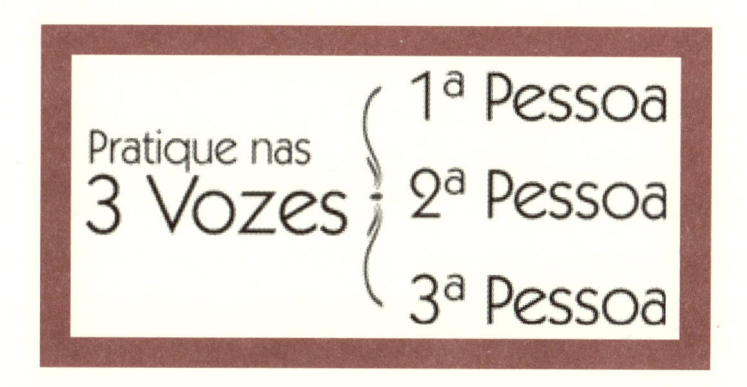

Pratique nas 3 Vozes:
- 1ª Pessoa
- 2ª Pessoa
- 3ª Pessoa

Mantras em primeira pessoa:
"Eu sou muito talentosa e admirável."
"Eu estou atraindo toda a riqueza que desejo."
"Eu, Ana, alcanço facilmente meus objetivos."

Mantras em segunda pessoa:
"Você é muito talentosa e admirável."
"Você está atraindo toda a riqueza que deseja."
"Você, Ana, alcança facilmente seus objetivos."

Mantras em terceira pessoa:
"Ela é talentosa e admirável."
"Ela está atraindo toda a riqueza que deseja."
"Ela, Ana, alcança facilmente seus objetivos."

Use o seu nome! Ouvir afirmações positivas com o seu nome estimula o bem-estar e vai direto ao subconsciente em forma de elogio. Os elogios só nos fazem bem, o problema é que não fomos treinados para recebê-los.

Quantas vezes você já ouviu: "Que blusa linda", e em seguida você completa: "É velha, comprei tem um tempão", ou ainda: "Comprei na liquidação". Ao fazer isso, você simplesmente não recebeu o elogio, mas desmereceu a sua linda blusa, consegue perceber?

Então, afirme usando seu nome, desenvolva o hábito de receber elogios. Saber receber elogios é a porta de entrada para receber a abundância infinita do Universo.

Você se lembra do seu professor preferido da escola? Finja que você é ele e diga a si mesmo como você é ótimo! Eu sinto que isso funciona melhor para pessoas que não têm muita autoconfiança e colocam muito poder nas opiniões de outras pessoas sobre si mesmas.

Preparei um exercício excelente para praticar os mantras nas três vozes. Veja a seguir.

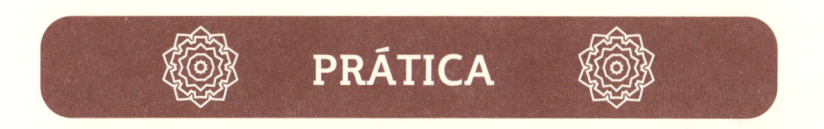

PRÁTICA

Vá ao **Capítulo 8** e pratique *"Três vozes para a abundância - 21 dias"*. Nesse exercício, além de você praticar as três vozes, você as fará de trás para frente.

Como assim de trás para frente? Primeiramente, você repetirá o mantra em terceira pessoa, depois em segunda, depois em primeira. Dessa forma, quando você for afirmar em primeira pessoa, qualquer barreira já terá sido superada e resultará em pouquíssima ou nenhuma interferência negativa.

Por esse motivo essa prática é tão poderosa!

Com jeitinho e persistência, vamos driblando as barreiras e crenças encrustadas em nós, e pouco a pouco estaremos livres, leves e soltos de tudo aquilo que não nos serve.

Por isso, pratique e pratique muito. Realmente, eu recomendo que você use todos os três tipos de vozes, é surpreendente.

Mantras próprios

Chamamos de mantras próprios aqueles que nós mesmos criamos para nós ou que personalizamos para usar em situações específicas. Cada pessoa pode criar seus próprios mantras, para meditar, se acalmar e se fortalecer. Cada um conhece as palavras ou frases que exercem um poder especial sobre si.

Para criá-los, você só precisa usar a imaginação e obedecer as 9 regras de ouro para um mantra de sucesso, presentes no capítulo anterior.

Então aqui está o passo a passo para criar seus mantras mais poderosos. Use-o também para adaptar mantras ou mensagens que você já conhece ou que encontrar em alguma rede social.

Pense no intento, ou seja, na intenção do mantra;

Escolha uma das palavras da lista a seguir para começar:

"Eu sou _____."

"Eu posso _____."

"Eu afirmo _____."

"Eu recebo _____."

"Eu determino _____."

Não comece seu mantra com "Eu quero" e nem "Eu preciso".

SEMPRE use o tempo presente.

Positividade SEMPRE. NUNCA use o NÃO e palavras negativas.

Seja conciso e o mais específico possível.

Coloque emoção, permita que o mantra mexa com você.

Acrescente uma ação. Aja como se não houvesse amanhã. Hoje é o dia!

Agora você já está pronto para criar seus próprios mantras. Então pegue papel, lápis e muita criatividade e mãos à obra.

Você pode ainda experimentar estes modelos:

"Estou muito feliz e grato por estar agora _____."

"Eu me perdoo por _____, e agora me sinto livre."

"_____ vem a mim sem esforço e com frequência."

Depois de ter escrito alguns mantras, você pode distribui-los em casa, em notas adesivas, colocá-los em seu carro, gravá-los no seu celular e ouvi-los quando estiver correndo ou caminhando.

Uma técnica que eu utilizo muito é usar uma palavra do meu mantra pessoal como senha do meu notebook, telefone e e-mail, assim, todas as vezes que digito a senha, além de me recordar do meu propósito, um belo sorriso surge em meu rosto, me mostrando que estou no caminho certo, persistindo!

Com o tempo, você irá perceber os mantras que de fato mexem com você. Aqueles que em um segundo mudam completamente a sua vibração. Esses mantras especiais, que te conectam automaticamente a uma frequência elevada, passarão a ser o seu **mantra pessoal**.

Mantra pessoal

Mantra próprio e mantra pessoal: qual a diferença entre eles?

Mantras próprios são todas as afirmações positivas que você mesmo cria, para qualquer intenção, seja ela prosperidade, empoderamento, física, afetiva ou de saúde.

Já o mantra pessoal é aquele que mexe o coração, é aquele que vai ser escolhido com o tempo. É aquele que, independentemente da intenção, te conecta automaticamente com uma sensação de força e sossego, e será usado a qualquer momento, principalmente nos momentos de urgência.

Os mantras pessoais são aqueles que a gente guarda anotado no caderno, no celular, no computador. São os preferidos, aqueles que nos elevam, nos inspiram instantaneamente.

Na verdade, os mantras pessoais seguem guardados em nossos corações e nos acompanham todos os dias, o tempo todo.

A seguir, eu incluí uma lista com 108 palavras positivas para que seus mantras fiquem ainda mais poderosos.

108 Palavras Positivas

Aberto	Claro	Entusiasmado
Absoluto	Confiança	Esperança
Abundância	Confidente	Espetacular
Acalentado	Contente	Extraordinário
Adorado	Coração	Exuberante
Alegre	Coragem	Fabuloso
Alma	Criação	Fácil
Amando	Criativo	Família
Amizade	Decidido	Fé
Amor	Delicioso	Felicidade
Animado	Desejo	Feliz
Bondade	Dinâmico	Festa
Bonito	Diversão	Fluindo
Brilho	Divertido	Foco
Calmo	Divino	Forte
Calor	Emocionado	Fraterno
Campeão	Empoderado	Fresco
Carinhoso	Energia	Gentileza

Glorioso	Otimista	Saudável
Gostoso	Ousadia	Sensacional
Gracioso	Paixão	Sensato
Gratidão	Paz	Sério
Harmonioso	Perdão	Sol
Honra	Perfeito	Sonho
Iluminado	Pleno	Sorriso
Incrível	Poderoso	Sorte
Infinito	Positivo	Sucesso
Inspirado	Prazer	Surpreendente
Inteiro	Pronto	Ternura
Irresistível	Prosperidade	Tranquilidade
Livre	Puro	Triunfo
Luz	Realização	União
Mágico	Relaxado	Universo
Magnífico	Riqueza	Vibrante
Maravilhoso	Sabedoria	Vida
Melhor	Satisfeito	Vivo

6

Mantras em ação

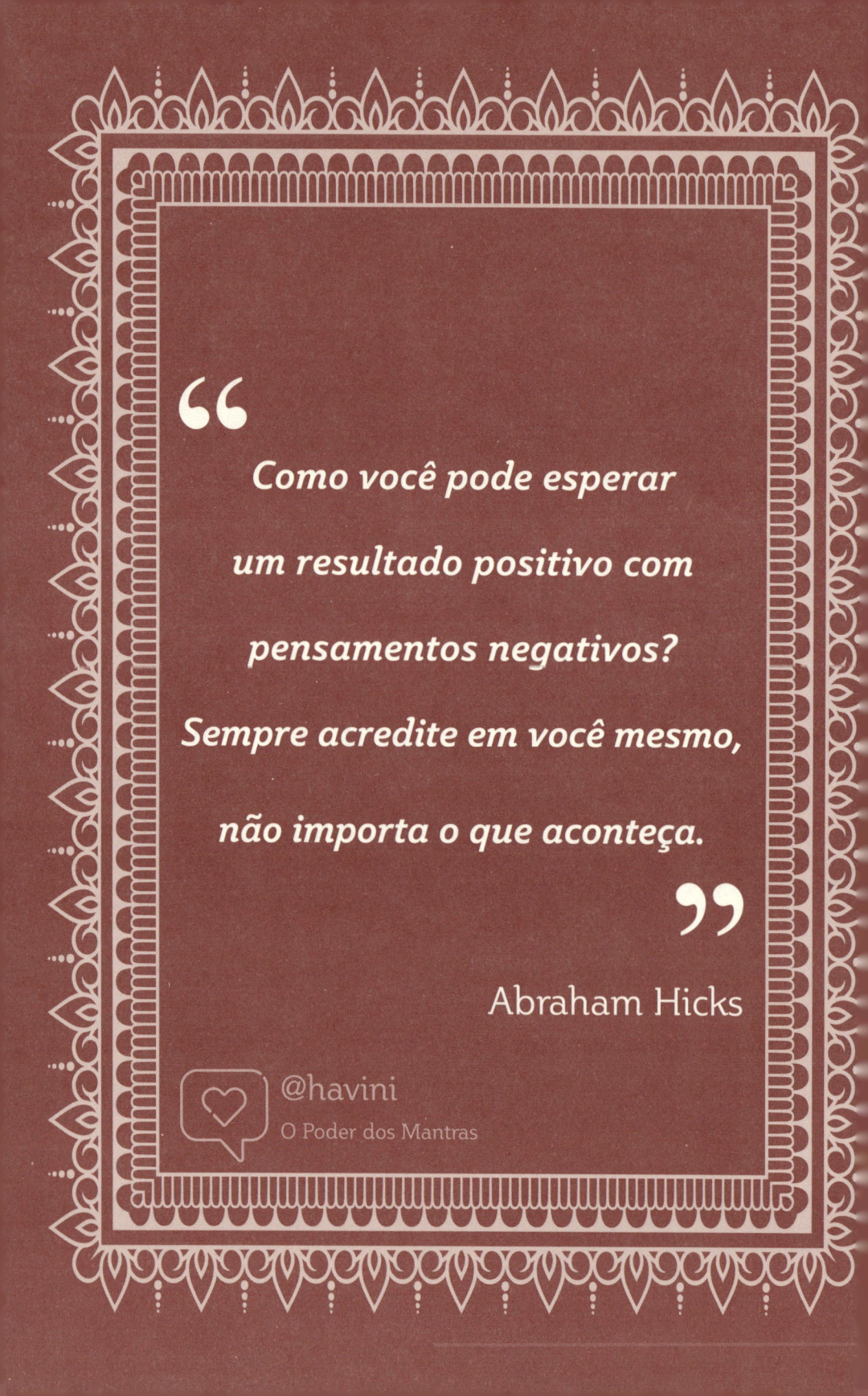

> *Como você pode esperar um resultado positivo com pensamentos negativos? Sempre acredite em você mesmo, não importa o que aconteça.*

Abraham Hicks

@havini
O Poder dos Mantras

> **Você é um criador e tem aqui e agora 195 mantras divididos em treze categorias para manifestar e alcançar tudo o que você mais deseja.**

Intuição e sabedoria interior

Quando estamos conectados em uma energia una com nossa sabedoria interior, cada passo dado é território firmado, porém, muitas vezes, nos sentimos descompassados desse Universo individual.

Não são raras as vezes que nossa intuição não é tão vívida quanto gostaríamos que fosse, não são poucos os momentos que nos questionamos o que estamos fazendo e o que deveria ser feito, para que lado seguir, que decisão tomar.

Então, se você está se sentindo sem direção ou um pouco desconectado do seu eu, é hora de se reconectar e seguir em frente: forte, firme e certeiro.

Sinta-se guiado, inspirado e conectado ao seu propósito de vida, praticando os mantras para intuição e sabedoria interior.

1. Minha intuição é clara, vívida e me encaminha para os lugares certos.
2. Eu sempre sigo o caminho do meu coração.
3. Eu estou sempre sendo guiado para viver os desejos do meu coração.
4. Eu sou intuitivo.
5. Eu vivo em perfeito alinhamento com a minha maior verdade.
6. Eu confio em mim mesmo e me volto para dentro para buscar minha mais alta verdade.
7. Minha vida funciona maravilhosamente enquanto eu navego em meu caminho com graça e facilidade.
8. Eu sigo minha intuição e sei que tudo vem a mim no momento e na ordem certa.
9. Tudo é tão certo.
10. Minha visão interior é muito forte.
11. Eu confio que estou no caminho certo.
12. Eu estou ouvindo o meu Eu intuitivo.
13. Eu estou vendo as minhas infinitas possibilidades e eu as trago para a minha realidade.
14. Eu estou confiando e agindo.
15. Eu sou fiel a mim mesmo.

Dinheiro + Abundância

Muitas são as crenças em relação à abundância e principalmente ao redor do dinheiro. Desejar dinheiro e querer mais do que se tem não é vergonha nenhuma, muito menos ambição demais.

Quantos de nós já não nos pegamos dizendo: *"Também, é rico..."*

Como se ser rico fosse castigo ou uma doença. Outras muitas vezes crescemos ouvindo: *"Dinheiro é sujo"*. Todos esses pensamentos e dizeres se enraízam em nossas cabeças e nos limitam em desfrutar do Universo abundante.

Não é culpa nossa e nem de nossos pais, que muitas vezes implantaram nosso sistema de crenças na primeira infância. Nossos pais nos deram o que tinham e com certeza fizeram tudo na melhor das intenções.

Ter dinheiro não é, e nunca foi, sinônimo de problema, muito pelo contrário: o dinheiro foi feito para resolver problemas e te dar todas as condições de desfrutar da vida com bonança e tranquilidade.

Então, se hoje você deseja ser mais abundante, trocar todas as más ideias em relação ao dinheiro, prosperidade e abundância, escolha seus mantras e pratique.

1. Eu vejo abundância em todos os lugares.
2. Eu estou sempre atraindo abundância.
3. Estou aberto ao dinheiro que vem de novas formas esperadas e inesperadas.
4. Estou ligado à abundância infinita do Universo.
5. Eu sou digno de ganhar mais dinheiro.
6. O dinheiro vem para mim com facilidade e sem esforço.
7. Eu sempre tenho dinheiro suficiente.
8. Sou grato pelo que já tenho e por tudo o que recebo agora.
9. Eu cuido do sucesso com graça.
10. Eu tenho total apoio para ganhar dinheiro fazendo o que amo.
11. Para mim, é seguro ganhar dinheiro.
12. Estou alinhado com a energia da abundância.
13. As portas da abundância se abrem para mim todos os dias.
14. A minha vida prospera independentemente do que eu fiz no passado e eu me perdoo por isso.
15. Eu crio o meu grau de sucesso, riqueza e prosperidade.

Objetivos, sonhos e intenção

Mantenha seus sonhos, objetivos e intenções com você, e quando eu falo isso, quero dizer literalmente com você. Leve os seus sonhos em seus pensamentos todos os dias, 24 horas por dia, sete dias por semana. Lembre-se: tudo que recebe foco cresce!

Leve seus objetivos anotados em um papel, no bolso, na carteira, no celular, ou ainda em um caderno de desejos, mas não deixe de escrever, anotar tudo o que você quer. Esse simples gesto dá força e materializa.

Relembre todas as suas intenções para o dia, para o mês e para a vida. Manter suas metas listadas e por perto clareia todo o seu caminho. E para te manter focado em seus objetivos, sonhos e intenções, reforce o pensamento com algum dos mantras a seguir:

1. Hoje eu faço mágica.
2. Eu estou criando a vida dos meus sonhos.
3. Estou focado, persistente e feliz.
4. Eu estou totalmente no comando da minha vida.
5. Tudo o que eu coloco em minha mente eu alcanço.

6. Eu sou o produto das minhas decisões.

7. Minha energia cria minha realidade.

8. O que eu foco é o que vou manifestar.

9. Eu estou dedicado a viver em alinhamento com o meu propósito.

10. Eu amo a vida que estou criando e as oportunidades fluem para mim com facilidade.

11. Eu faço o que gosto e tenho sucesso.

12. Eu assumo a responsabilidade de meus sonhos e meu destino.

13. Sim, sim, eu sei bem o que quero.

14. Eu tenho garra para perseguir meus sonhos.

15. Eu sou o meu melhor e maior projeto.

Coragem e autoconfiança

A coragem e a autoconfiança vêm de muitas formas, e às vezes se vão tão rapidamente que nem nos damos conta em que instante elas simplesmente sumiram.

Coragem não é qualidade de uns e de outros não. Autoconfiança se conquista, se cria e se nutre. Manter uma realidade corajosa é fundamental para uma vida de crescimento e abundância.

Então, para se manter ou reaver aquela força interna, repita estes mantras a seguir e redescubra sua coragem silenciosa que te leva a qualquer lugar.

1. Eu posso fazer qualquer coisa que eu coloque em minha mente.
2. Eu tenho fé em mim mesmo e nas minhas habilidades.
3. Eu tenho o que preciso para alcançar meus objetivos.
4. Eu posso lidar com qualquer coisa que vem ao meu encontro.
5. Uma grande força está dentro de mim em todos os momentos.
6. Eu tenho a coragem de continuar.
7. Eu tenho a coragem de seguir meu próprio caminho e seguir meus sonhos.
8. Meus sonhos são muito mais importantes que meus medos. Eu continuo indo sempre.
9. Minha fé me eleva acima dos meus medos.
10. Hoje enfrento tudo com muita coragem.
11. Sou muito capaz e todos reconhecem isso.
12. Eu sou digno de manifestar meus maiores desejos.

13. Eu acredito em mim mesmo e na minha capacidade de obter sucesso.
14. Coisas maravilhosas acontecem comigo o tempo todo.
15. Eu vivo em processo para me tornar a minha melhor versão.

Honra e compromisso

A simples ideia de não cumprir com os combinados, ou de não poder em algum momento honrar os compromissos, já é para muitos motivo de perder o sono. A preocupação excessiva e a negatividade abalam e podem até comprometer os compromissos assumidos.

Afinal, a ideia que não sai da cabeça é o medo, a preocupação de não conseguir honrar com tal coisa. Acontece que essa preocupação excessiva só acaba te trazendo mais de tudo aquilo que você quer se ver livre.

Assim, para acalmar a preocupação em demasia e ainda se manter comprometido com as obrigações, pratique estes mantras:

1. Eu sei que sempre honro meus compromissos.
2. Meus pensamentos, ações e palavras sempre apoiam meus compromissos.
3. Estou empenhado em tornar meus sonhos reais.
4. Estou comprometido em ser um modelo positivo para minha família.
5. Estou comprometido em tratar os outros como gosto de ser tratado.
6. Estou comprometido a viver uma vida de gratidão.
7. Eu me comprometo a dar 100% para alcançar a vida que imaginei.
8. Eu tenho poder de permanência.
9. Estou comprometido em viver uma vida de propósito.
10. Estou comprometido em ajudar os outros a viver a vida que querem viver.
11. Eu termino e completo tudo o que eu começo.
12. Eu concentro todas as minhas intenções.
13. Minhas intenções inspiram minhas ações.
14. Eu só digo sim se estou disposto a me comprometer.
15. Minha palavra é minha garantia.

Emprego e carreira

Se você está desempregado, procurando o emprego dos seus sonhos, ou está precisando dar um upgrade na sua carreira, esta lista de mantras vai te ajudar a enfrentar toda a negatividade que nos assola nesses momentos.

É fácil se manter animado, focado e determinado na busca da carreira dos sonhos. Se você está querendo isso e trabalhando para isso, chegou a hora de mudar sua jornada e manifestar exatamente o emprego que você tanto deseja.

Primeiro passo: crie uma imagem clara de tudo o que você quer em seu emprego dos sonhos e depois se dedique ativamente nas possibilidades de emprego. Junto com isso, comece a se concentrar no emprego dos sonhos com a ajuda dos mantras a seguir.

1. Agora, o trabalho que tanto espero está me procurando.
2. Eu sou um ótimo colaborador. Qualquer empregador tem sorte de me ter.
3. Eu faço o meu trabalho da melhor maneira possível e sou ricamente recompensado por isso.

4. Eu sou um trunfo para qualquer organização e provo isso em todas as entrevistas.
5. Em todas as minhas entrevistas de trabalho, eu exalo confiança e energia.
6. Oportunidades surpreendentes estão aparecendo na minha vida agora.
7. Estou pronto para minhas entrevistas. Estou confiante em minhas entrevistas. Eu tenho sucesso em minhas entrevistas.
8. Estou criando a carreira dos meus sonhos.
9. Eu mereço um trabalho que me satisfaça e estou pronto para encontrá-lo.
10. Eu me comprometi com a minha felicidade nesta busca de emprego, e minha determinação vale a pena.
11. Toda vez que uma porta se fecha, eu me aproximo do trabalho perfeito.
12. A porta para um novo e bom trabalho está se abrindo para mim agora.
13. Eu mereço trabalhar no emprego dos meus sonhos.
14. Eu tenho uma vibração mágica e atraio as melhores oportunidades para minha carreira agora.
15. Uma empresa de sucesso me oferece um trabalho maravilhoso.

Mantras para empreendedores

O empreendedorismo é o passeio emocional de uma vida, e aqueles que aceitam o desafio geralmente entendem que haverá altos e baixos. Mas saber disso é uma coisa, e viver isso diariamente em sua mente é outra completamente diferente. Administrar os próprios pensamentos pode ser bem mais difícil do que administrar os próprios negócios.

Para aqueles momentos em que você acha que está perdendo a própria sanidade, os mantras têm a capacidade incomparável de controlar e neutralizar esses estados internos de agitação e dúvida.

1. Uma pessoa de negócios bem-sucedida vive dentro de mim e hoje ela administra seu próprio negócio.
2. Estou confiante e calmo.
3. Portas de oportunidade e abundância se abrem a mim hoje.
4. Novas oportunidades vêm facilmente para mim.

5. Minhas conquistas são ilimitadas.
6. Hoje estou otimista. Eu penso positivamente e me envolvo com energia positiva.
7. Sinto-me forte, animado e poderoso.
8. Eu adiciono renda ao meu negócio regularmente.
9. Hoje vou avançar nos negócios.
10. Oportunidades surpreendentes estão constantemente vindo em minha direção.
11. Atraio clientes e membros positivos da equipe para o meu negócio.
12. Meu caminho é para frente e para cima sempre.
13. Eu posso e vou fazer _____!
14. Eu sou um empreendedor de sucesso. Eu reconheço oportunidades e as uso sabiamente.
15. Eu dirijo um ótimo negócio e em minha equipe tenho ótimos trabalhadores.

Mantras para acordar

Você sabia que as primeiras rotinas do dia são cruciais e determinantes para o decorrer do seu dia inteiro?

Pois é, os primeiros pensamentos, os primeiros passos, as primeiras palavras, as primeiras energias são, sem sombra de dúvidas, as energias que vibrarão pelo seu dia todinho.

Por isso, perceba a partir de agora como você tem acordado e levantado. De cara, sem te conhecer, sem saber nada sobre você, já te recomendo antecipar o despertador em pelo menos 30 minutos.

Reserve esses minutinhos para você. O acordar é o MELHOR horário para definir os propósitos, praticar os mantras e começar o dia com calma e tranquilidade.

Comece o dia agradecendo e praticando os Mantras da Manhã.

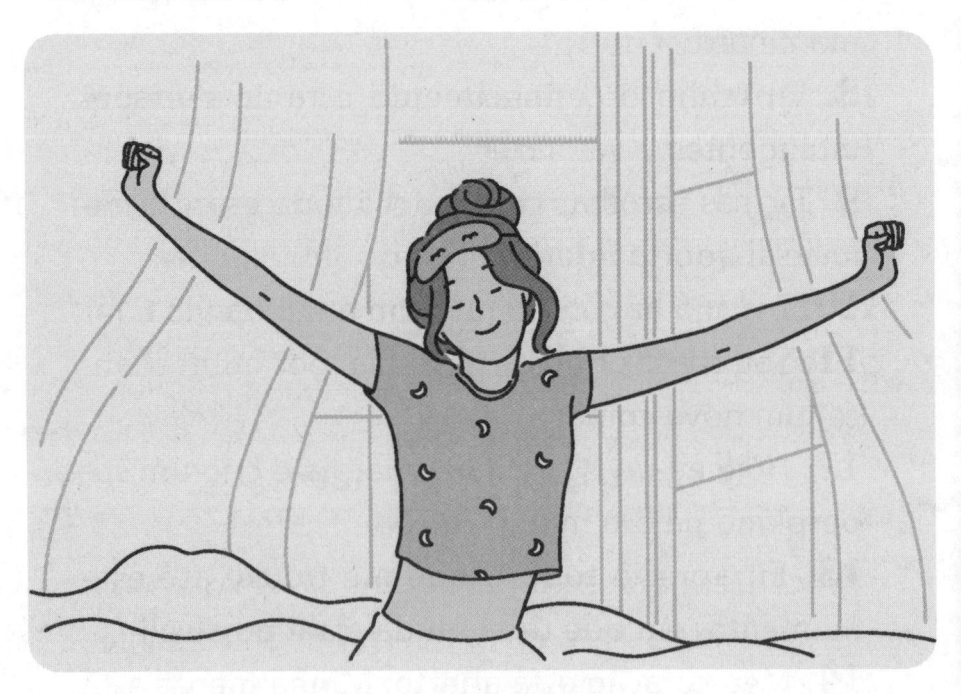

1. Essa respiração é uma benção.
2. O dia de hoje está cheio de potencialidades infinitas.

3. Eu começo esta semana, este dia, este momento, novinho em folha e trago o melhor que posso para isso.
4. Hoje eu receberei a todos com um belo sorriso e direi a eles: "Bom Dia!".
5. Eu sou forte, capaz e estou no controle.
6. O Universo tem minha confiança e me apoia em minha missão de alma.
7. Eu escolho fazer o dia de hoje incrivelmente belo.
8. Eu tenho o conhecimento e tomo decisões inteligentes.
9. Faço as escolhas certas o dia todo usando minha sabedoria interior.
10. Estou feliz e contente com a minha vida.
11. Sou grato por este novo dia, por outra chance, um novo começo.
12. Hoje eu invisto minha energia e crio um superplano para o meu futuro.
13. Eu aprecio tudo o que me trouxe até este momento, em que toda mudança é possível.
14. Meu coração está aberto. Minha mente está em paz. Meu corpo está à vontade.
15. Me sinto leve e escolho sentir-me assim pelo resto do dia.

Desafios de trabalho

Manter um clima de sinergia dentro do local de trabalho não apenas evita estresse desnecessário, mas também é fundamental para o crescimento e produtividade da equipe. Da próxima vez que o clima organizacional não estiver lá aquelas coisas, ou uma situação tentar você a sair do seu estado normal, lembre-se destes mantras antes de reagir:

1. Hoje e todos os dias escolho irradiar luz.
2. Eu mantenho a calma e mantenho minha paz de espírito em situações desafiadoras.
3. Eu aproveito o tempo para respirar antes de reagir.
4. Eu permaneço fiel aos meus valores fundamentais e meu Eu autêntico.
5. Minha voz é importante, estou confiante em falar nos momentos certos.
6. Eu me permito dizer "não" quando minha intuição diz isso.
7. Estou aberto a críticas construtivas e saúdo a melhoria.

8. Quando mantenho minha paz, protejo minha energia.
9. Estou preparado para lidar com todas as tarefas que vêm para mim.
10. Eu libero a necessidade de provar o meu valor.
11. Estou contente em deixar o controle.
12. Eu sou um bom ouvinte.
13. Eu sou paciente comigo mesmo e com aqueles que me rodeiam.
14. Eu sou mais do que capaz de liderar projetos.
15. Eu limpo minha mente e libero a energia de hoje.

Compaixão e amor ao próximo

Apoiar uns aos outros faz um mundo diferente. Torcer por sua irmã, colega ou conhecido também é estar torcendo por si mesmo. Afinal, estamos todos conectados neste mundo. A próxima vez que aquele sentimento ínfimo de inveja tentar escorregar em seu ouvido, tenha isto em mente:

1. Estou feliz pelo sucesso de outras pessoas.
2. Eu encorajo os outros a crescer.

3. O sucesso de outras pessoas me permite continuar crescendo.
4. Eu abraço os outros de coração e braços abertos.
5. Eu espalho luz para todos ao meu redor.
6. Eu escolho responder com amor em momentos de estresse.
7. Eu permito que os outros cresçam no seu próprio ritmo.
8. Eu libero a necessidade de julgamento e de ser julgado.
9. Eu aceito minhas imperfeições com amor.
10. Eu me aprimoro para mim.
11. Eu me abraço exatamente como sou.
12. Eu deixo de lado a necessidade de comparar minha vida com a dos outros.
13. Minha vida é linda.
14. Eu tenho o poder de crescer todos os dias.
15. Eu compreendo as escolhas e pensamentos dos outros sem julgamento.

Gratidão agora

Gratidão é a linguagem do Universo, e ela realmente transforma tudo o que temos em suficiente. A maior de todas as emoções do ser humano é a gratidão. Você já parou para pensar na quantidade de emoções que temos? Raiva, amor, fúria, felicidade, entre milhares, e somente a gratidão transcende todas elas. Quando se é grato, o coração transborda em felicidade e tudo aquilo pelo que somos realmente gratos vem e vem cada vez mais em porções duplas.

1. Eu me concentro nas coisas boas e apenas coisas ótimas acontecem comigo.
2. A cada dia, minhas atitudes de gratidão crescem.
3. Todos os dias, encontro ao meu redor motivos para agradecer.
4. Estou feliz com a minha vida e grato por tudo que o Universo me possibilita.
5. Hoje eu sorrio mais.
6. Sou grato ao meu corpo que me permite ter uma vida saudável e prazerosa.
7. Meu maior bem é a vida e honro e agradeço a meus pais por isso.

8. Eu sou tão poderoso. Eu posso conseguir qualquer coisa que eu coloque em meu coração.

9. Eu vivo em um estado de gratidão.

10. Estou exatamente onde deveria estar. Eu sou muito grato.

11. Sou muito grato por descobrir meu poder de criar a minha realidade.

12. Estou tão feliz e grato agora que a facilidade financeira, o fluxo e a abundância são completamente naturais para mim.

13. Gratidão, Universo, pela diversão, riqueza, alegria e satisfação que recebo no meu caminho.

14. Eu sou sinceramente grato e isso atrai positividade para a minha vida.

15. Minha atitude de gratidão é a chave para manifestar minha melhor vida.

Além da dor

Embora seja mais simples manter um diálogo positivo quando a vida está indo bem, a verdadeira força mental vem dos momentos de adversidade. A maneira como você pensa a adversidade afeta sua capacidade de perseverar.

Repetir mantras positivos e realistas abafa a negatividade capaz de impedi-lo de produzir em momentos de dificuldade. Aqui estão quinze mantras que o ajudarão a se acalmar e a fortalecer sua mente em tempos difíceis:

1. Eu tenho tudo o que preciso para superar qualquer obstáculo.
2. Estou no controle de como penso, sinto e me comporto.
3. Eu sou mais forte do que eu penso.
4. Todos os dias, esta angústia vai diminuindo, diminuindo e a paz vai tomando conta do meu ser.
5. Viver de acordo com meus valores é o que realmente importa.
6. Estou em paz com o que é, o que foi e o que será. Perdoo-te. Perdoo-me.

7. Eu me sinto animado com as possibilidades que estou criando.

8. Eu estou ficando mais forte todos os dias.

9. Sou flexível e posso me adaptar quando a vida me surpreende.

10. Amanhã é um novo dia.

11. Eu aceito e aprendo com os desafios que a vida me apresenta.

12. O melhor chega a mim de todas as formas e das formas mais inesperadas.

13. Mudar é fácil e eu posso mudar minha vida para sempre.

14. Eu encontro grande força dentro de mim e sigo minha jornada da vida.

15. Aconteça o que acontecer, tudo acontece para o meu bem maior.

Novos hábitos positivos

Livrar-se de um antigo mau hábito não é tarefa tão difícil assim. Tudo o que você precisa é reprogramar sua mente subconsciente, e para isso é fundamental praticar diariamente uma nova ação para controlar o impulso do antigo hábito indesejado.

O processo para desenvolver um novo hábito leva em média 21 dias, mas tudo depende de quanto tempo esse velho mau hábito fez parte da sua vida. É importante saber que uma mudança de hábito não é mágica, é decisão. Então, caso seja tentado a desistir dessa mudança logo no início, lembre-se de que é supernormal, mas persevere!

Seja lá qual for o hábito que você precise mudar: fumar, negatividade, roer unha, comer compulsivamente, não importa.

Lembre-se da fórmula:

DOM = Decisão (Otimismo + Mantras)

Tome a **DECISÃO**, seja **OTIMISTA** e repita **MANTRAS**.

1. Eu sou o mestre dos meus hábitos.
2. Estou completamente comprometido em viver uma vida livre de _____!
3. Meu corpo precisa e eu bebo 2 litros de água por dia.
4. Eu estou me limpando de todos os maus hábitos do passado.
5. Todos os dias eu me levanto disposto às _____ horas.
6. Eu estou incrivelmente orgulhoso de mim mesmo por não desistir de _____.
7. Dia após dia, adquiro novos hábitos e me sinto muito bem por isso.
8. Todos os dias, pratico meus mantras em afirmações positivas de manhã, à tarde e à noite.
9. Estou mudando meus hábitos e alterando meus pensamentos.
10. Me comprometo a praticar 30 minutos de exercícios físicos por dia.
11. Eu sou responsável pelos meus comportamentos e ações.
12. Eu escolho viver uma vida saudável.
13. Agora eu conquisto o hábito de _____.
14. Mantenho o poder da mudança em minha mente.
15. Eu resisto a todas as tentações e me apego ao meu novo jeito de ser.

@havini
O Poder dos Mantras

O sucesso de outras pessoas **me permite continuar crescendo.**

7

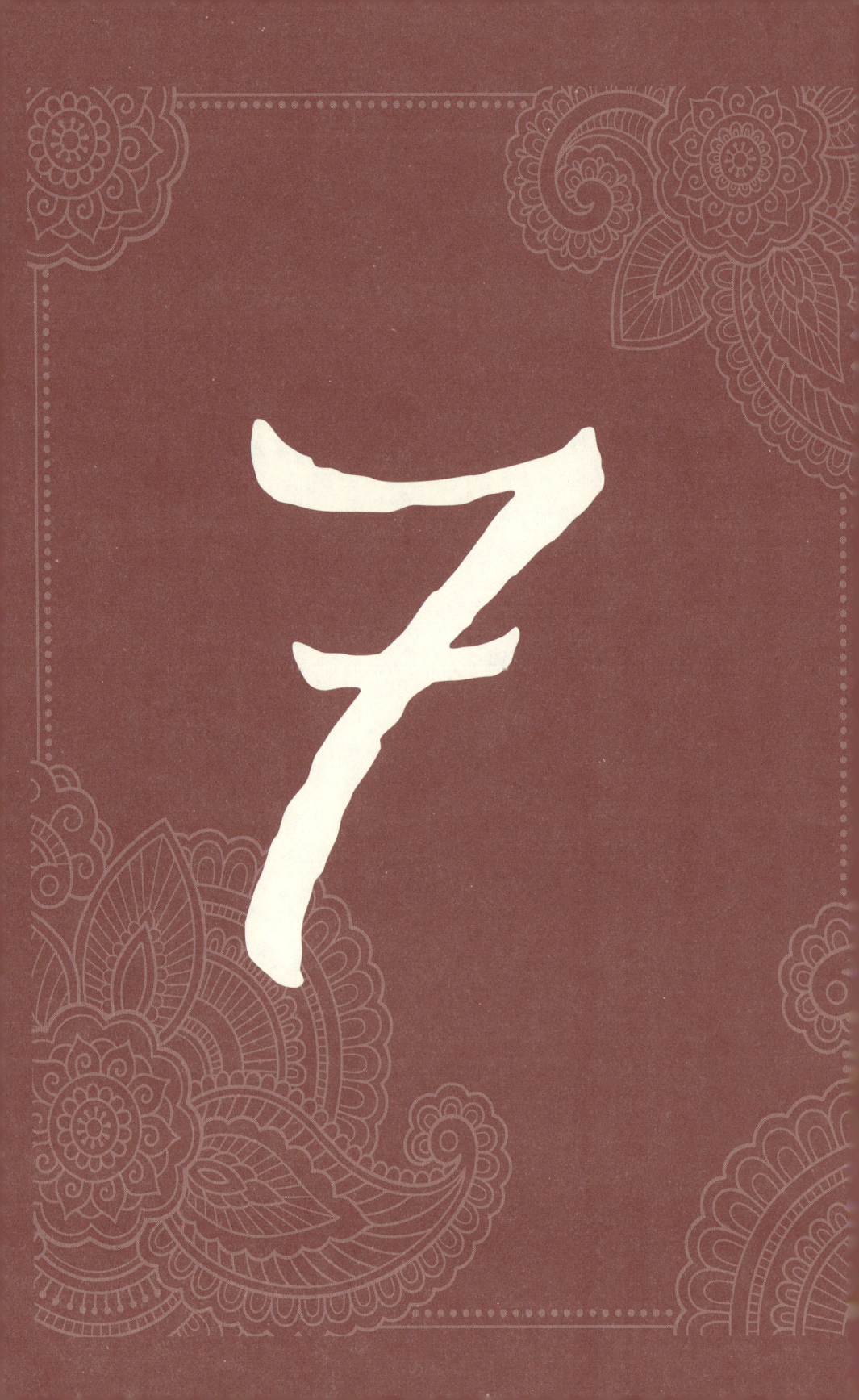

Maximizando resultados

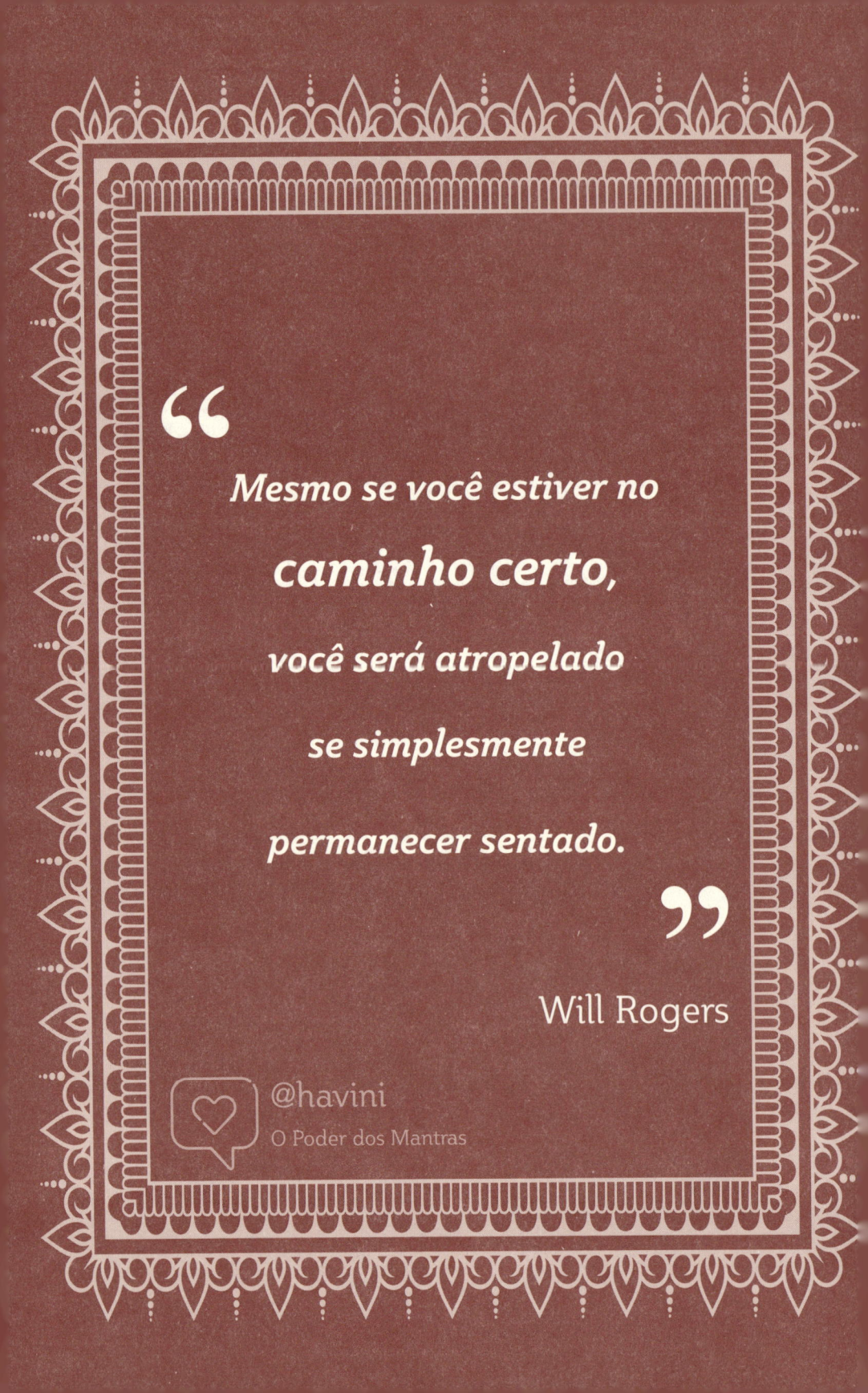

> *Mesmo se você estiver no* ***caminho certo****, você será atropelado se simplesmente permanecer sentado.*
>
> Will Rogers

@havini
O Poder dos Mantras

É extremamente gratificante saber que você está aqui e que já chegou até aqui. Foram alguns capítulos, muitas páginas, e muito, muito aprendizado, mas sei que você pode mais e sinto que você quer mais.

Por isso, fiz este capítulo como um guia para você maximizar os resultados poderosos dos mantras. E aí, preparado?

Maximizar resultados é explorar toda a capacidade dos mantras em afirmações positivas associando técnicas e priorizando horários mais propensos à reprogramação mental.

Meditação

Para uma experiência ainda mais prazerosa, escolha um lugar tranquilo e aconchegante para fazer suas sessões de repetições. Também escolha uma posição. Esteja certo de que está confortável e tranquilo. Eu não recomendo deitar, pois muitas vezes o relaxamento é tamanho que acabamos pegando no sono.

Antes de começar suas repetições, faça uma pequena sessão de introdução.

PRÁTICA

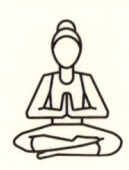

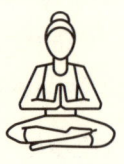

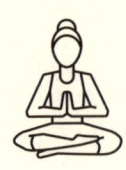

1 minuto de silêncio total:
concentre-se apenas na respiração.

Inspire e solte o ar 3x

1 minuto de silêncio total:
concentre-se apenas na respiração.

Inspire e solte o ar 3x

1 minuto de foco na intenção:
concentre-se na sua intenção.

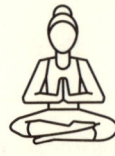

Inspire e solte o ar 3x

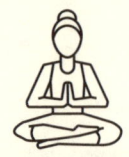

Repita comigo:

"Na magnitude deste momento, eu me conecto com o Universo Infinito de todas as possibilidades. Eu me sinto relaxado e pronto para receber tudo o que é meu. Meus sonhos, meus objetivos, meus desejos e minhas metas estão aqui diante de mim. Tão perto que posso tocá-los. Tão perto que posso senti-los. Não há nada e nem nenhuma crença que possa me impedir de tomar posse do que é meu. O meu mundo passa por mudanças porque eu estou me permitindo mudar."

Agora sim, relaxado e calmo, com mente e coração abertos, repita seus mantras.

Faça sua sessão de repetição

Ao fim, se parabenize brevemente por esse momento seu e só seu.

"Parabéns, (seu nome)! Sua sessão hoje foi sensacional, você conseguiu relaxar e se concentrar em todas as suas intenções."

Isso foi uma minimeditação, e meditar é como tomar banho em positividade! Nesse estado relaxado e focado, sua mente subconsciente está aberta às direções positivas que seus mantras fornecem.

A força do espelho

Conversar com você no espelho pode parecer incomum, mas dizer seus mantras olho no olho é uma ótima maneira de aumentar sua potência. Isso é verdade. Louise Hay, uma das precursoras das afirmações positivas, já sugeria isso.

Veja se você pode se olhar no espelho enquanto diz uma afirmação de amor-próprio como: *"Eu me amo do jeito que sou"*.

Isso pode parecer um exercício bobo, mas eu encorajo você a tentar. Fazer contato visual com você mesmo ao se afirmar não é fácil. Muitos de nós fomos programados para ser autocríticos e enxergar apenas as nossas falhas, e não nossos presentes e valores. Assim, é difícil para nós nos sentirmos verdadeiramente dignos do amor e apoio que o Universo tem a nos oferecer.

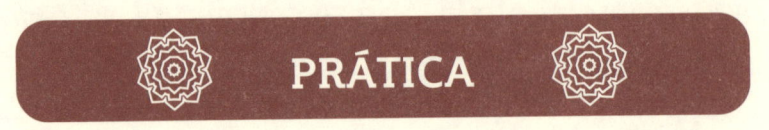

PRÁTICA

Então experimente este exercício. Repita este mantra por 21 dias, todas as manhãs ao ir escovar os dentes. Olhe para si mesmo no espelho e deixe entrar o bem que você está afirmando. A lei da atração lhe trará aquilo que é o desejo do seu coração.

"Bom dia, (seu nome), eu te vejo. Te amo e te aceito exatamente como é!"

Mantras para dormir

Para você que estava esperando por esse momento porque tem dificuldade em pegar no sono, dorme pouco ou acorda cansado no outro dia, chegamos! Esta prática é para você. Dormir e relaxar ao pensamento dos mantras é realmente maravilhoso, fantástico e muito necessário.

Digo maravilhoso porque acredito seriamente que os mantras podem literalmente acabar com a insônia ou a dificuldade de pegar no sono, e digo fantástico porque, no estado sonolento, os mantras são absorvidos e gravados na mente subconsciente em um nível muito mais profundo.

E, por fim, digo necessário porque ter uma noite de sono revigorante é o que precisamos, afinal, passamos 1/3 de nossas vidas inconscientes, dormindo. Já pensou nisso?! Com certeza isso tem uma razão: precisamos desse sono profundo para funcionar bem, para ser produtivos e para manter nossa saúde e permitir que nesse estado nossa mente subconsciente flua livre de obstáculos e crenças.

A partir de hoje, tire esses mantras negativos de você: *"Eu não consigo dormir"*, *"Será mais uma noite virando na cama sem dormir"*, *"Eu nunca durmo bem"*, *"Minhas noites são horríveis"*.

Quando focamos nisso, estamos focando no que não queremos, lembra?

Então aproveite ao máximo o momento de dormir e faça dele um grande aliado para a criação da sua realidade.

Primeiro passo: adormecer com a TV ligada ou mexer no telefone não são, definitivamente, as últimas coisas que você deve fazer no seu dia. Esses maus hábitos impedem você de desligar. Precisamos nos preparar para dormir e assim tirar proveito desse estado.

Por isso, remova o que não te ajuda a descansar: TV, tablet, celular e luzes brilhantes; use iluminação suave e quente em seu quarto.

Deitado e bem relaxado, aproveite esse momento para agradecer pelo seu dia, pela sua vida, pelas bênçãos que aconteceram neste dia.

PRÁTICA

❁ Por quais coisas você deveria ser grato hoje?
1. ....
2. ....
3. ....

❁ O que faltou para o seu dia ser realmente maravilhoso?
1. ....

❁ E amanhã? O que fará seu dia ser sensacional?
1. ....
2. ....
3. ....

Repita comigo:

"Na magnitude deste momento, eu me conecto com o Universo Infinito de todas as possibilidades e sinto enorme gratidão pelo dia de hoje. Essa gratidão que vive em mim me torna um ser leve, pleno e completo, e essa plenitude me permite descansar e adormecer profundamente. O sono é um processo natural e vem facilmente a mim, me revigora, me descansa e me cura. Eu estou pronto e me permito dormir agora."

Repita os nove mantras doze vezes:

1. Eu solto o dia.
2. Eu fiz o meu melhor por hoje.
3. Eu deixo a excitação do dia se afastar, mais e mais.
4. Eu sou grato por hoje.
5. Eu me sinto confortável e em paz.
6. Eu tenho permissão para adormecer.
7. Meu quarto é um santuário do sono.
8. Eu sempre durmo bem.
9. Estou entrando em um sono profundo.

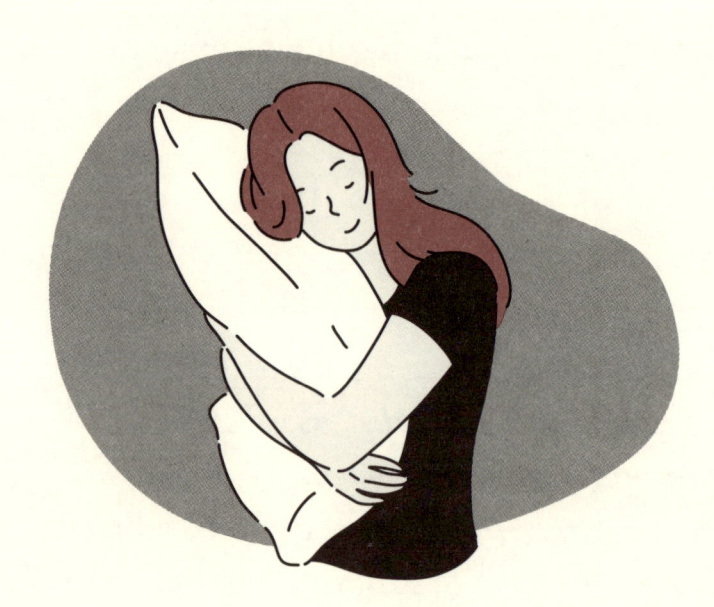

Faça este exercício por 28 dias. Perceba e avalie a evolução de seu relaxamento e a qualidade de seu sono.

Hávini Sá

Visualização ativa com os mantras

Que nossa mente é extremamente criativa todos nós sabemos, afinal fomos crianças um dia. Mas o que não fazemos é tirar proveito dessa criatividade detalhista que nos é natural para criar tudo aquilo que realmente sonhamos.

Não recorremos muito a esse dom natural simplesmente porque não somos ensinados a tirar esse proveito, nem em casa e muito menos na escola; contudo, a simulação mental de eventos futuros é realmente fantástica.

Grandes atletas usam de forma incansável a visualização como forma de anteceder e prever jogadas e performances. Muitos praticantes e mestres da Lei da Atração também sugerem a visualização como forma de acelerar rapidamente o alcance de seus sonhos.

E é por isso que vamos associar os mantras à visualização ativa agora mesmo.

PRÁTICA

Diga-me, neste momento, exatamente neste momento, qual é o seu grande sonho?

Você está pensando em casar? Trocar de emprego? Você está estudando para um concurso público? Está sonhando em mudar de casa? Em comprar a casa própria? Precisa emagrecer?

Qualquer que seja o seu MAIOR sonho agora, será ele que vamos conquistar, portanto escreva-o.

Meu maior sonho é:
<u>Sair do aluguel, comprar minha casa própria.</u>
Meu maior sonho é:

....

Agora vamos transformá-lo em um mantra. Lembra das 9 regras de ouro para um mantra de sucesso? Então não deixe de consultá-las para não errar neste momento.

Exemplo:

Sonho	Mantra
Sair do aluguel, comprar minha casa própria.	*Estou muito satisfeito e honrado por estar segurando as chaves da minha nova casa.*

Perceba a presença das Regras de Ouro para um mantra de sucesso:

- Apenas palavras positivas.
- É para mim: "Estou".
- Está no presente: "Estou segurando".
- Mexe com os sentimentos e cria emoção: "Satisfeito e honrado".

Pronto, agora que criamos um mantra de sucesso, vamos incrementar com a visualização ativa, e para isso preciso que você responda a algumas perguntas:

Que lar é esse? É uma casa ou um apartamento?

Esse apartamento ou essa casa fica em qual bairro, região da cidade?

É em condomínio? É sobrado ou térreo? Tem quantos quartos? Quem vai morar nele?

O que você vai sentir quando pegar as chaves?

Quem serão as primeiras pessoas a saber dessa sua mais nova conquista?

Como você vai contar a elas?

O que essas pessoas sentirão ao saber dessa notícia? O que falarão para você?

Como será sua entrada na casa? Sua primeira noite? Seu primeiro aniversário?

Agora escreva um pequeno parágrafo, com detalhes de como é a casa, nomes das pessoas envolvidas e emoções sentidas, contando como foi a entrega das chaves e os momentos subsequentes.

Hoje eu peguei as chaves e...

---.

Como foi para você vivenciar esse momento? Foi emocionante, sentiu aquele frio na espinha? Que maravilha! Esse é o poder da visualização!

Agora pratique esse mantra próprio com essa imagem na sua cabeça. Enquanto repetir seu mantra, tenha em mente a imagem visualizada e a sensação de conquista, mantendo toda a riqueza de detalhes que descreveu anteriormente.

"Estou muito satisfeito e honrado por estar segurando as chaves da minha nova casa."

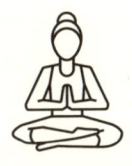

Inspire e solte o ar 3x

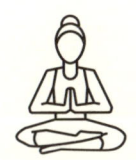

Visualização em mente; sentimento à flor da pele.

Na visualização ativa, você faz um ensaio mental com riqueza de detalhes e, com isso, ativa seu subconsciente criativo, que vai começar a inventar ideias para atingir seu objetivo. Também programa sua mente para perceber com mais facilidade os recursos que precisa para alcançar seu sonho.

Por isso, recomendo que você crie uma imagem ou uma representação visual para cada objetivo seu. Assim, quando for praticar os mantras para aquele objetivo, seja ele financeiro, de carreira, pessoal para a prosperidade, novas habilidades ou bens materiais, visualize essa imagem.

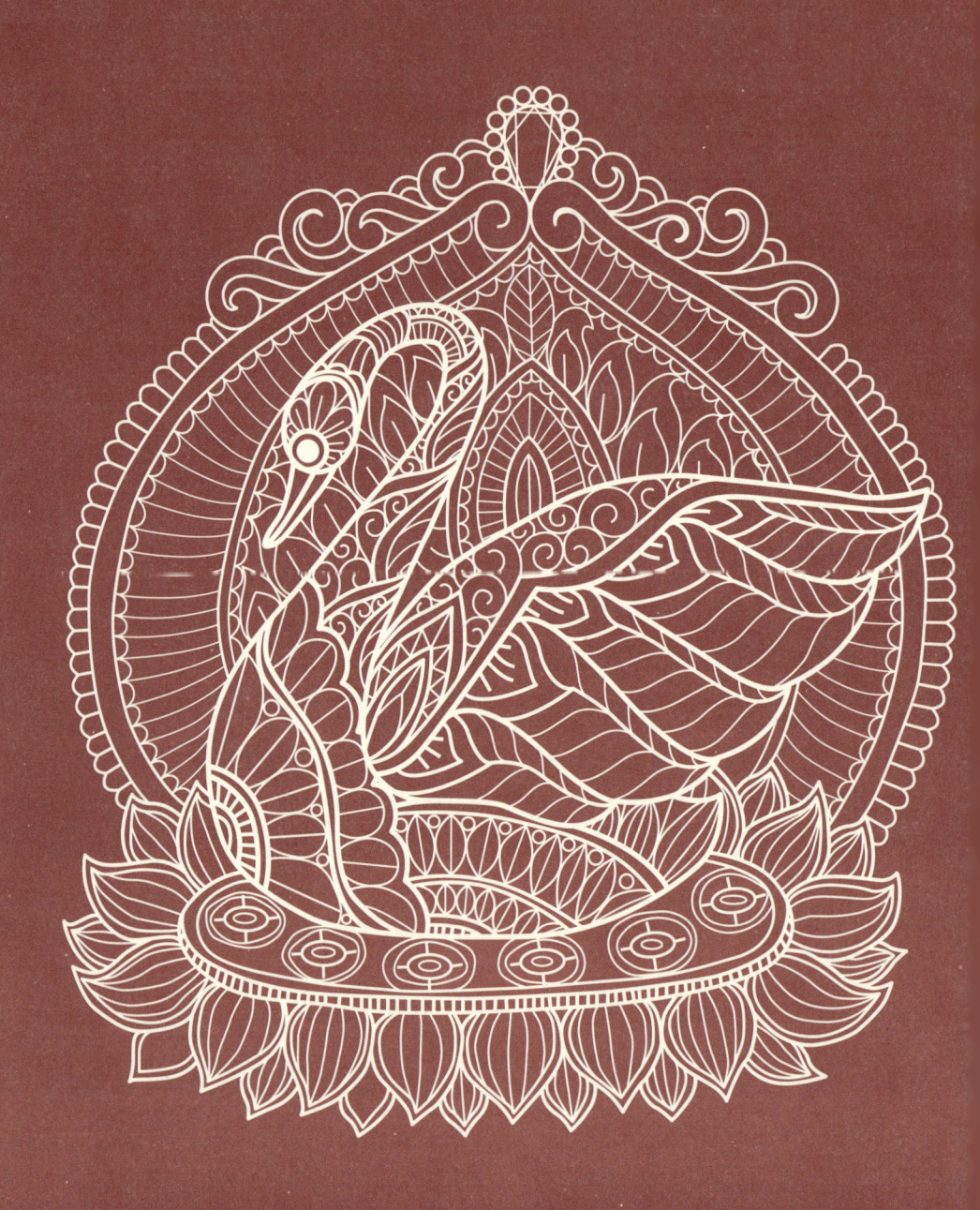

Eu sigo minha **intuição** e sei que tudo vem a mim no momento e na ordem **certa.**

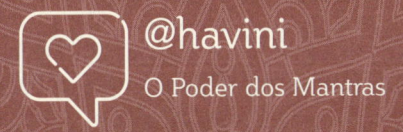

@havini
O Poder dos Mantras

Cancelando um pensamento negativo

Já vimos que temos cerca de 60 mil pensamentos por dia e que 80% deles são negativos e 95% são repetidos. Dessa forma, apenas 5% deles são novos e originais, todos os outros são um looping de negatividade e repetição.

Na maioria das vezes, os pensamentos são involuntários e completamente naturais, ou seja, de repente nos pegamos pensando nisso ou naquilo, e isso acontece tanto com os pensamentos bons como com os pensamentos ruins. Então, se você se pegar com um pensamento bom, aproveite, desfrute, imagine e sonhe com ele. Agora, se você se pegar com pensamentos ruins, principalmente os ruins recorrentes, cancele-os na mesma hora.

A técnica de cancelamento interrompe e apaga um pensamento negativo, tornando o seu subconsciente receptivo a uma alternativa positiva. A ideia é tornar-se consciente do pensamento negativo que você está tendo e fazer algo para interrompê-lo, em vez de permitir que ele se repita em sua mente.

A técnica é:

> **Interromper**
> **+**
> **Substituir Por Um Mantra**

Primeiro você o interrompe e em seguida inclui um pensamento positivo capaz de construir um novo caminho neural e apagar lentamente o antigo negativo. Por isso, é necessário escolher um mantra para esse momento específico, um mantra que carregue um verdadeiro sentimento positivo. Associe a uma imagem se quiser.

Exemplo:

Quando você pegar o pensamento negativo, diga para si mesmo:	Imediatamente substitua por um mantra positivo:
"Cancelar, cancele."	"Eu me permito relaxar."
"Cancelar, cancele."	"Eu me permito relaxar."
"Cancelar, cancele."	"Eu me permito relaxar."

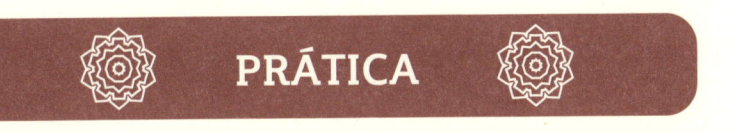

PRÁTICA

Trouxe outras sugestões para este exercício. Escolha uma ou qualquer outra que lhe dê paz e tranquilidade:
"Estou cheio de ações positivas."

"Há paz na minha vida."
"Minha vida é cheia de amor e magia."
"Eu sou feliz e calmo."
"Eu escolho pensar em amor e faço isso agora."
"A gratidão toma conta de mim agora."

Agora é a sua vez ...

Complete com o seu mantra para cancelar. A partir de agora, ele será seu grande companheiro.

"Cancelar, cancele."
"Cancelar, cancele."
"Cancelar, cancele."

Eu o encorajo verdadeiramente a experimentar esta técnica. E lembre-se: o pensamento positivo é uma decisão, e ele é cem vezes mais poderoso que um negativo. Fique atento para reconhecer um pensamento negativo.

HOJE

e todos os dias escolho irradiar

LUZ

@havini
O Poder dos Mantras

8

Práticas

> *Não é a **vontade** de vencer que importa — **todos** têm essa vontade. O que importa é a vontade de se **preparar** para **vencer**.*

Paul Bear Bryant

@havini
O Poder dos Mantras

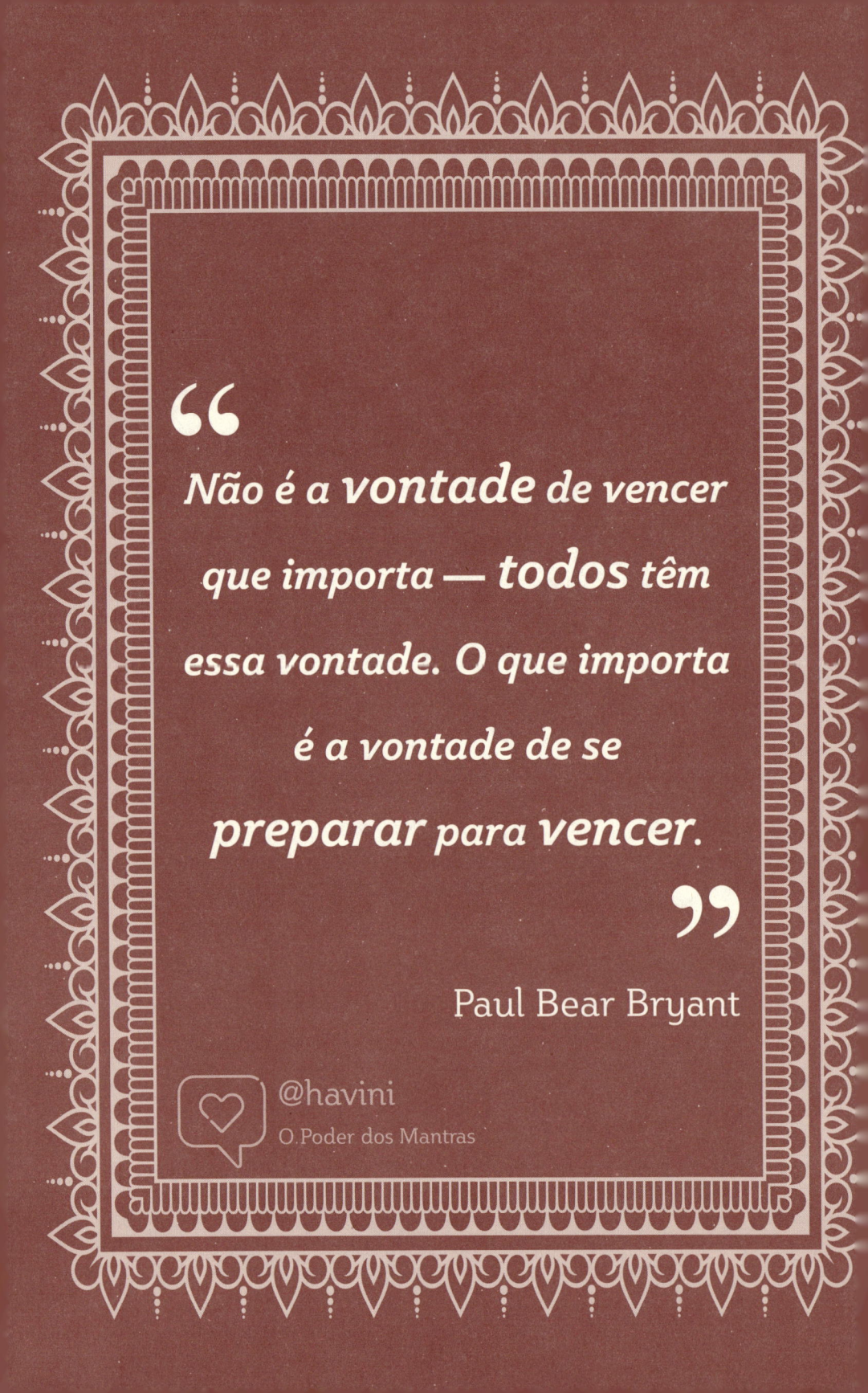

A minha grande carta de afirmação

Escreva esta Grande Carta de próprio punho por sete dias seguidos. Se for necessário, faça pequenas adaptações. Ao final dos sete dias, queime-a.

"Assim como todos os bilhões de pessoas no planeta, eu sou digno de qualquer realização que eu tenha decidido fazer para o meu propósito aqui. Essas ambições são enormes, como deveriam ser.

A única coisa que me separa de alcançar essa realização é o meu nível de comprometimento. A partir deste momento, estou 100% empenhado em ser a pessoa que manifesta esses objetivos gigantescos. Para que isso aconteça, entendo que precisarei fazer o que for necessário, ao contrário do que é fácil.

Como nasci na hora e no lugar certos, recebi inúmeras oportunidades de ir além de apenas sobreviver, de ser verdadeiramente útil para os outros e fazer diferença em suas vidas. Eu não vou desperdiçar esta incrível oportunidade. A direção geral que minha vida toma é apenas um reflexo das muitas pequenas decisões que eu tomar todos os dias.

Hoje tomarei as decisões que me conduzem pelo caminho da minha intenção. A única vez de fazer isso é agora. Não há garantia de um amanhã ou qualquer data no futuro. Hoje é meu dia! Continuarei nessa jornada com o conhecimento de que participo de uma parte no quadro mais amplo de causa e efeito.

A energia que eu coloco aqui e a maneira como trato os outros têm um efeito tangível. Ações importam! Eu ajudarei os outros e os inspirarei a me ajudar. Esse nível de compaixão começa comigo mesmo.

Essa jornada pode ser difícil, e tenho a intenção de ser gentil comigo ao longo do caminho. Hoje escolho criar a minha melhor versão da minha melhor vida!"

Leitura das 108 palavras positivas

Quantas palavras positivas permeiam o seu dia a dia? Será que hoje você ouviu 108 palavras positivas diferentes?

Melhor... será que hoje falou 108 palavras positivas?

Para diversificar o seu vocabulário positivo e reforçar o método DOM, preparei mais uma prática construtiva e fortalecedora.

A prática é: ler as 108 palavras positivas com visualização, emoção e avaliar seu estado de positividade antes e depois dela. Vamos lá?

Avalie o seu nível de positividade antes da leitura. De 0 a 10, como está a sua positividade?

_____

Repita comigo:
"Na magnitude deste momento, eu me conecto com o Universo Infinito de todas as possibilidades. Eu me permito experienciar toda a positividade disponível e acessível a mim. Eu me sinto leve e cada vez mais leve, pronto para me completar e transbordar com todas as palavras de amor. Emoções de felicidade me dominam e eu me sinto ótimo."

Leia as 108 Palavras Positivas, e no momento da leitura acrescente visualização e emoção.

Exemplo: quando você falar a palavra "Calor", imagine uma labareda ou o Sol e sinta o calor, sentindo a emoção de que sem o fogo não sobreviveríamos e sem o calor do Sol também não haveria vida.

Avalie a sua positividade novamente ao final da leitura (de 0 a 10). _____

DICA: Você pode potencializar os ganhos desta prática gravando a sua leitura e ouvindo-a posteriormente. Todas as vezes que sentir que a positividade está em baixa, faça esta prática.

108 Palavras Positivas

Aberto	Criação	Fluindo
Absoluto	Criativo	Foco
Abundância	Decidido	Forte
Acalentado	Delicioso	Fraterno
Adorado	Desejo	Fresco
Alegre	Dinâmico	Gentileza
Alma	Diversão	Glorioso
Amando	Divertido	Gostoso
Amizade	Divino	Gracioso
Amor	Emocionado	Gratidão
Animado	Empoderado	Harmonioso
Bondade	Energia	Honra
Bonito	Entusiasmado	Iluminado
Brilho	Esperança	Incrível
Calmo	Espetacular	Infinito
Calor	Extraordinário	Inspirado
Campeão	Exuberante	Inteiro
Carinhoso	Fabuloso	Irresistível
Claro	Fácil	Livre
Confiança	Família	Luz
Confidente	Fé	Mágico
Contente	Felicidade	Magnífico
Coração	Feliz	Maravilhoso
Coragem	Festa	Melhor

Otimista	Puro	Sorriso
Ousadia	Realização	Sorte
Paixão	Relaxado	Sucesso
Paz	Riqueza	Surpreendente
Perdão	Sabedoria	Ternura
Perfeito	Satisfeito	Tranquilidade
Pleno	Saudável	Triunfo
Poderoso	Sensacional	União
Positivo	Sensato	Universo
Prazer	Sério	Vibrante
Pronto	Sol	Vida
Prosperidade	Sonho	Vivo

Desafio matutino
9 dias de mantras positivos

É super simples, fácil e ainda rápido. Não demora mais que dois minutos. É sério, eu cronometrei! E mesmo assim, é verdadeiramente transformador.

E aí, tem dois minutinhos para definir seu dia de uma forma muito mais produtiva, tranquila e positiva? Está pronto para começar o desafio?

O desafio é assim: nove dias, nove mantras, três vezes. Leia os quinze mantras e escolha nove.

Leia com calma, tranquilamente, e sinta cada um deles. Eu deixo à sua escolha porque sempre tem um ou outro que de fato não combina com a gente. E o que eu preciso é que os mantras mexam com a sua emoção, por isso escolha aqueles, e só aqueles, que mais mexem com a sua alma.

Então, antes de continuarmos, repita comigo:
"Na magnitude deste momento, eu me conecto com o Universo Infinito de todas as possibilidades, aqui e agora. Eu estou pronto para ser sensibilizado e surpreendido por todas as realizações que meus mantras criadores podem me proporcionar."

Durante nove manhãs, acorde um pouco mais cedo e repita por três vezes os nove mantras escolhidos por você. Repita a sequência dos nove mantras uma vez, depois outra e depois outra.

Ah, e mais uma coisa: não se esqueça de que, para mudar uma energia, é preciso ter

DOM = Decisão + Otimismo + Mantras,
e você tem muito, muito mesmo.

Tome DECISÃO
Seja OTIMISTA
Repita MANTRAS.

Hávini Sá

Três vozes para a abundância
21 Dias

Este exercício é muito bacana e realmente muito eficiente, serve como um destruidor de barreiras. Aqui vamos usá-lo para Dinheiro e Abundância.

Vá ao Capítulo 6 *"Mantras em Ação ~ Dinheiro e Abundância"*, leia as quinze sugestões de mantras e escolha apenas um.

Escreva-o aqui: _____.

Coloque essa declaração em terceira pessoa. Ao declarar na terceira pessoa, você está anunciando ao Universo.

Escreva aqui: _____.

Depois em segunda pessoa. Ao declarar na segunda pessoa, o Universo está anunciando a você.

Escreva aqui: _____.

Por fim, em primeira pessoa. Ao declarar em primeira pessoa, você está anunciando a si mesmo.

Escreva aqui: _____.

Repita essas três declarações dezoito vezes — pela manhã e antes de dormir — por 21 dias.

3°. _____
2°. _____
1°. _____

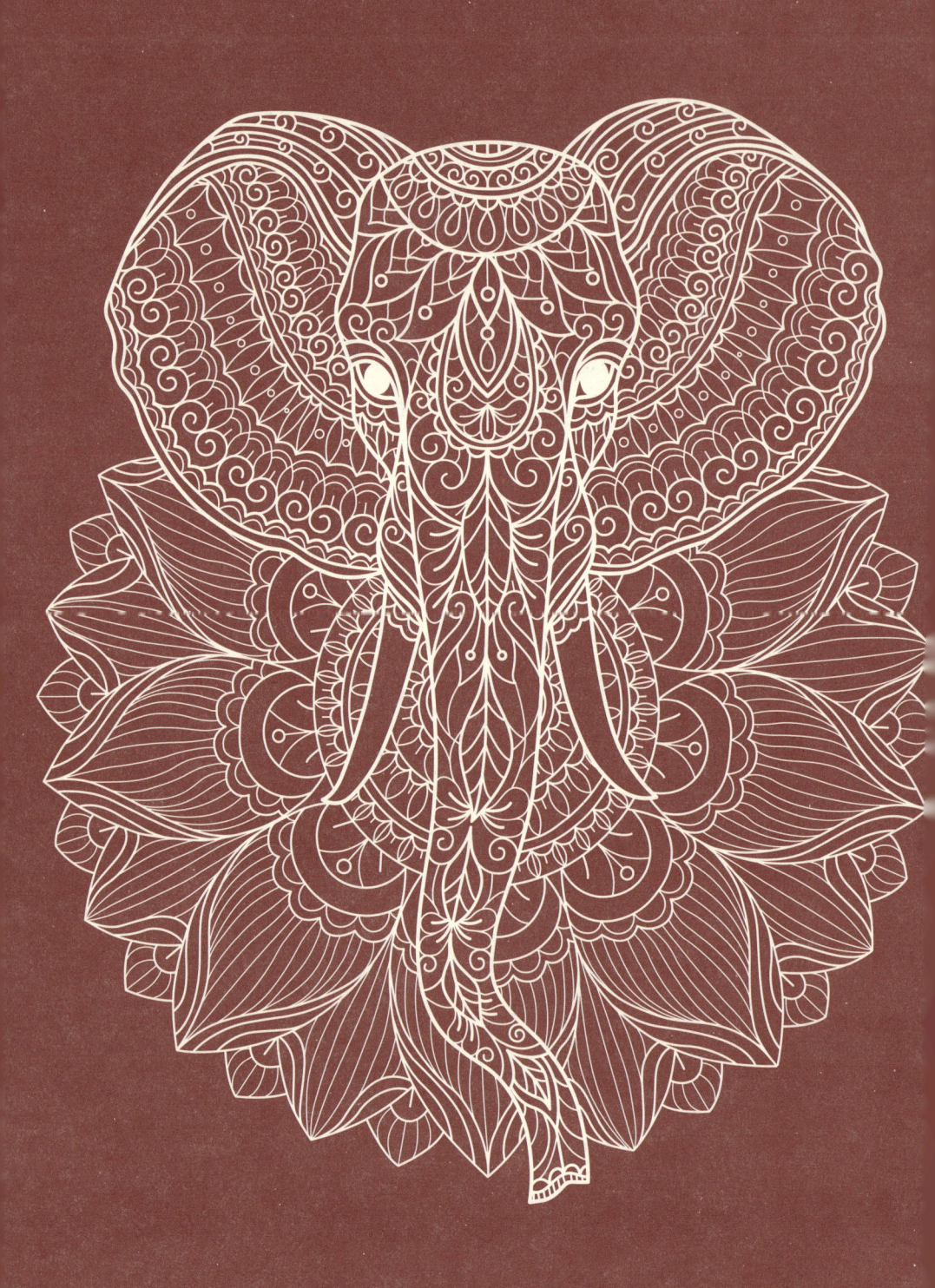

Meu *coração* está *aberto.*

Minha *mente* está *em paz.*

Meu *corpo* está *à vontade.*

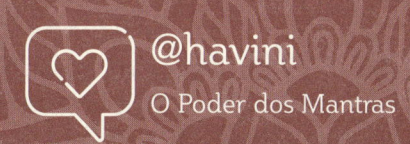

@havini
O Poder dos Mantras

Eu tenho fé em mim mesmo e nas minhas habilidades.

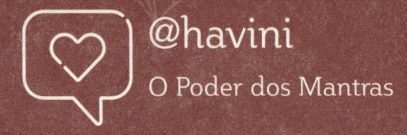

@havini
O Poder dos Mantras

Superando as crenças limitantes

Os mantras em afirmações positivas são uma ferramenta poderosa para ajudá-lo a mudar seu humor e estado de espírito, e manifestar a mudança que você tanto deseja em sua vida. Mas eles funcionam melhor se você puder e conseguir identificar primeiro a crença prejudicial que está se opondo a esses desejos.

🪷 **Passo 1**: Lista das qualidades negativas.

O primeiro passo é o mais difícil. Nessa etapa, precisamos identificar as ervas daninhas, ou seja, nossas crenças, nossas limitações.

Então, pegue um papel, dobre em três para formar três colunas e comece pela esquerda.

Faça uma lista do que você sempre considerou como suas qualidades negativas. Inclua quaisquer críticas que outros tenham feito a seu respeito e que você esteja segurando.

Pode ser algo que seus irmãos, pais e colegas costumavam dizer sobre você quando você era criança, ou o que seu chefe te disse em sua última reunião. As críticas podem ser coisas que ocorreram no passado ou que ainda acontecem hoje, desde que carreguem uma emoção ruim.

Precisamos identificar o que nos limita. Não julgue se eles estão ou estavam certos em suas opiniões, e lembre-se de que todos nós temos falhas. Essa é uma das belezas de ser humano.

Simplesmente anote-as e procure pelas lembranças mais antigas até chegar aos últimos acontecimentos. Esse será um ótimo momento para começar a mudar sua vida.

Enquanto você escreve a crença recorrente, observe se está segurando alguma parte do seu corpo.

Por exemplo:

Você sente aperto ou medo em seu coração ou estômago?

Logo essa informação será útil.

Passo 2: Lista de qualidades positivas.

Agora com a lista de críticas negativas, vamos transformá-las, na coluna ao meio, em afirmações sobre o aspecto positivo do seu autojulgamento.

Por exemplo:

Se te falavam que você era indigno de algo, a primeira afirmação a formar é "Eu sou digno".

Agora, na coluna da direita, procure melhorá-las e deixá-las com mais emoção. Utilize as **108 Palavras Positivas** para encontrar palavras mais poderosas, reforçando, assim, sua declaração.

Veja a transformação:

Você é indigno.	Eu sou digno.	"Eu sou notável e querido."
Você não é capaz.	Eu sou capaz.	"Eu tenho capacidade suficiente para fazer o que eu quiser."
Você não tem sorte com relacionamentos.	Eu sou amada.	"Eu atraio relacionamentos saudáveis e duradouros."

DICA: Pode parecer bobagem, mas caso fique muito difícil fazer essas afirmações positivas para si mesmo, use a técnica da ajuda.

Imagine que está ajudando um amigo e ele está te contando que passou a vida inteira sofrendo com as pessoas dizendo que ele não era capaz de fazer algo. O que você instantaneamente faria? Você o consolaria e iria encontrar todas as palavras necessárias para mostrar a ele todas as suas capacidades. Tenho certeza que depois dessa conversa seu amigo sairia se sentindo surpreendentemente bem.

É isso o que acontece, conseguimos consolar a todos e todas, temos respostas e argumentos para levantar qualquer um, só não conseguimos fazer isso, naturalmente, por nós mesmos. Mas é nisso que vamos trabalhar e logo, logo, posso garantir que você será o seu melhor companheiro. Você deve ser o seu melhor companheiro!

DICA: Depois de ter escrito sua afirmação, peça a um amigo próximo para lê-la e pergunte se ele tem alguma sugestão para torná-la ainda mais forte.

Passo 3: Queime as ervas daninhas.
Neste momento, separe as suas crenças negativas. Separe o papel, corte-o, procure um lugar seguro e literalmente queime-o e deixe que se vá!
Deixe de lado todos os sentimentos associados àquelas anotações. Eles não são reais. Sua mente não sabe a diferença entre fantasia e realidade. Você escolheu se apegar a eles como sua realidade. Agora é hora de deixá-los ir.

Passo 4: Praticar o Mantra Próprio.
Depois de criar seu próprio mantra positivo e confirmar com um amigo que a afirmação está forte o suficiente para mover montanhas, pratique.

Fale os mantras em voz alta por 36 vezes.

Três vezes ao dia: manhã — tarde — noite.

Um momento ideal para fazer isso é quando você está se maquiando ou fazendo a barba, para que possa se olhar no espelho enquanto repete o mantra em afirmação positiva.

Outra opção que ajuda a reforçar a nova crença é escrever os mantras 36 vezes em um caderno.

Observe com o tempo se o seu estilo de escrita muda. Isso pode ser uma pista de como a sua mente percebe o novo conceito.

DICA: Eu sugiro que você compre um caderno e separe para os seus mantras. Escolha um caderno com carinho ou decore uma antiga agenda para esse novo ciclo da sua vida.

Passo 5: Ancore o seu mantra.

No passo 1, eu pedi para você perceber se sentia uma área desconfortável enquanto se recordava e escrevia suas negatividades, lembra?

Agora é hora de ancorar sua afirmação em seu corpo enquanto você está repetindo. Coloque sua mão na área que sentiu desconfortável quando você escreveu a crença negativa no primeiro passo.

Também respire na afirmação enquanto você está dizendo ou escrevendo. Ao reprogramar sua mente, você quer passar do conceito de afirmação para a incorporação real e positiva da qualidade que procura.

> Então: Respire — Repita — Reprograme.

Passo 6: Recebendo o mantra de outro.

Peça a um amigo, colega de trabalho ou um familiar que repita sua afirmação para você. Ouça, sinta e grave eles te dizendo *"Você é notável e querido"*. Se você não tem alguém com quem se sinta à vontade, então use seu reflexo no espelho como a pessoa que está reforçando a mensagem saudável.

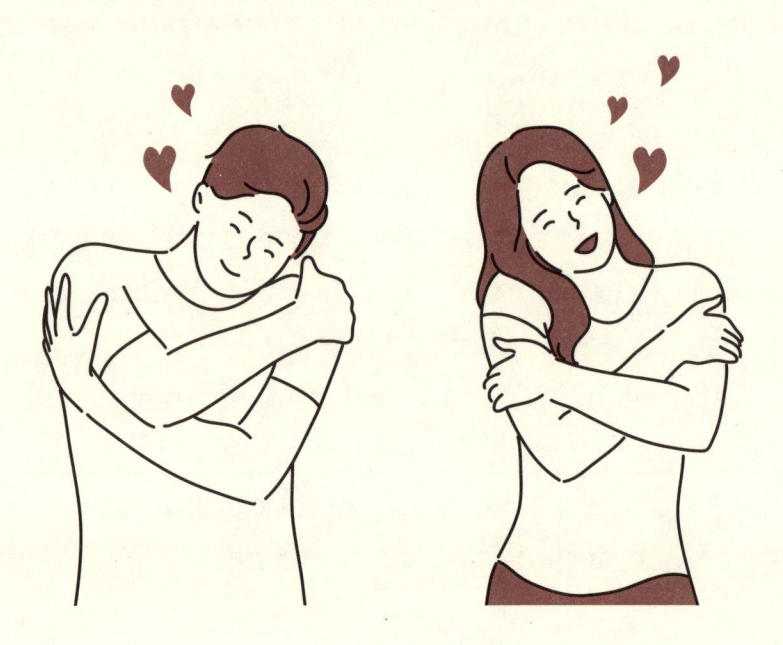

Minha vida mais rica

A partir deste momento, você tem todos os recursos disponíveis para fazer tudo, absolutamente tudo o que desejar.

Pense em como é a sua vida sem se preocupar com dinheiro, pense nela com todo o dinheiro do mundo disponível. Você é rico, muito rico.

Pense, sinta e veja, por alguns instantes, como está cada área da sua vida. Como está sendo beneficiada cada área com tantos recursos?

Como está a sua vida amorosa, profissional e familiar; seu lazer, saúde e espiritualidade?

Profissional _____
Amorosa _____
Familiar _____
Lazer _____
Espiritualidade _____
Saúde _____

Pense com calma, visualize.

Agora me diga, o que de mais positivo existe em ser rico? O que você é, o que você faz ou o que você sente tendo tantos recursos e nenhuma preocupação com dinheiro? Liste as quatro melhores coisas, do seu jeito, do jeito que te faz mais feliz. Lembre-se: esta é a sua vida!

1. ....
2. ....
3. ....
4. ....

Essas são as quatro coisas que simbolizam seus valores atuais mais elevados, a riqueza em sua vida.

1. Crie um mantra para cada conjunto de palavras.
2. Imagine, de modo muito real, o Mantra 1 e 2 e, ao fazer isso, aperte seu polegar contra o dedo médio da mão direita.
3. Pergunte a si mesmo: "Por que isso é tão bom? Por que isso me traz tanta felicidade?". Junte esses dois Mantras (1 e 2) e transforme-os em um só, com muita expressão!
4. Imagine, de modo muito real, os Mantras 3 e 4 e, ao fazer isso, aperte seu polegar contra o dedo médio da mão esquerda.

5. Pergunte a si mesmo: "Por que isso é tão bom? Por que isso me traz tanta felicidade?". Junte esses dois Mantras (3 e 4) e transforme-os em um só, com muita expressão!

6. Imagine, de modo muito real, os Mantras (1+2) e (3+4). Ao fazer isso, aperte simultaneamente seu polegar contra o dedo médio da mão direita e o outro polegar contra o dedo médio da mão esquerda.

7. Pergunte a si mesmo: "Por que é tão maravilhoso sentir essa sensação? Por que é tão gratificante estar onde estou? Por que é tão confortável fazer o que faço e ser quem eu sou?". Pense e junte todas as respostas em um só Mantra.

8. Mais uma vez, visualize o Mantra da sua vida de milionário, apertando simultaneamente seu polegar contra o dedo médio da mão direita e o seu polegar contra o dedo médio da mão esquerda. Pense consigo: "Eu sou rico, muito rico".

9. Imagine-se acordando com essa sensação todas as manhãs, enxergando, ouvindo e sentindo tudo à sua volta sob essa nova perspectiva, sentindo-se verdadeiramente rico. Faça isso ser real, praticando seriamente pelas próximas três semanas.

Desafio da semana sem reclamação

Você já se deu conta do quanto reclama? Não fique sem jeito, você não está sozinho nessa. Mas é muito importante que você passe a se policiar a respeito do quanto anda reclamando.

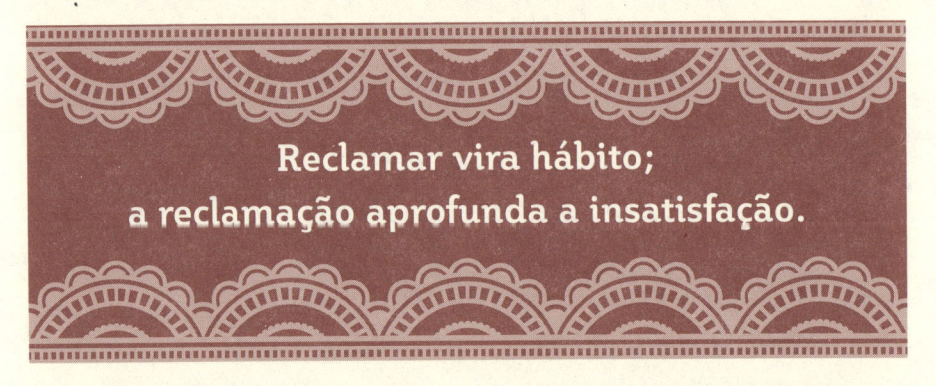

> Reclamar vira hábito;
> a reclamação aprofunda a insatisfação.

Já parou para pensar na palavra RECLAMAR? Reclamar é **CLAMAR NOVAMENTE.** (RE) CLAMAR Percebeu?

Reclamar repetidamente é muito prejudicial a você.

Toda vez que você "re-clama", você está clamando por aquele acontecimento, então é muito provável que aquilo ocorra outra vez, afinal você pediu (clamou). Reclamar também faz com que seu corpo libere cortisol, o que é incrivelmente prejudicial a longo prazo.

Assim como re-clamar só traz negatividade e doença, **AGRADECER só traz positividade e saúde.**

Então, vamos vencer as reclamações com gratidão, e para isso eu trouxe um desafio muito interessante.

Você vai precisar de:

- Um pote ou uma caixinha;
- Papéis coloridos (sugiro uma cor para a reclamação e outra para a gratidão).

Fica ainda mais legal se você fizer um pote bem bonito e decorado. Não é obrigatório, mas com certeza será um estímulo a mais para continuar firme neste desafio.

Então vamos para a mecânica do desafio!

Toda vez que você reclamar, criticar ou fofocar, coloque um papel de "reclamação" no pote.

Toda vez que você agradecer sinceramente a alguém ou sentir-se grato, coloque um papel de "gratidão" no pote.

No papel da reclamação, escreva apenas "reclamando".

No papel da gratidão, você pode anotar o motivo da gratidão.

No final da semana, retire todos os papéis.

Emparelhe-os para que cada gratidão "cancele" uma reclamação.

Veja qual cor sobra no final.

Trabalhe até que você possa ter mais GRATIDÃO do que RE-CLAMAÇÃO durante a semana.

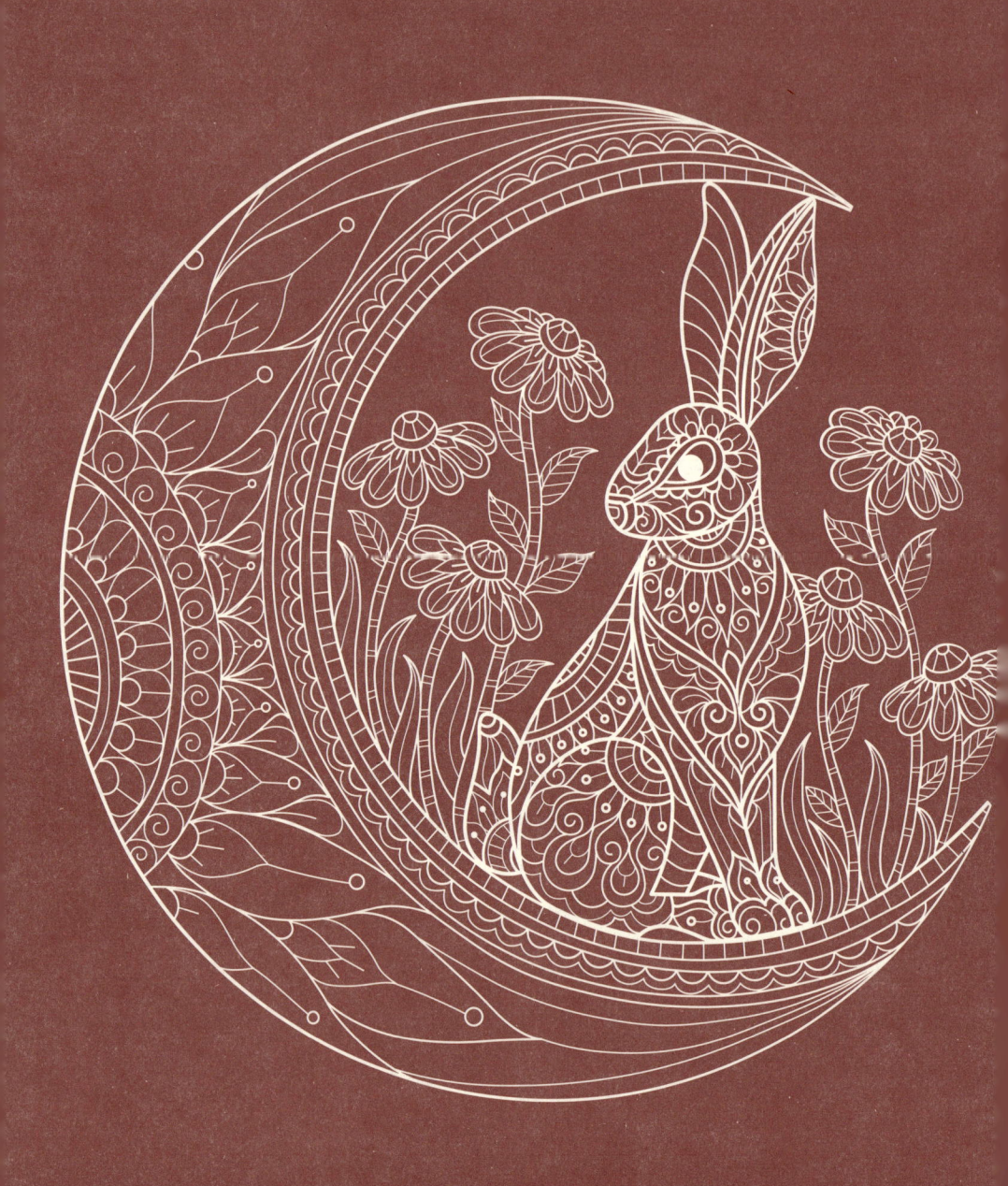

@havini
O Poder dos Mantras

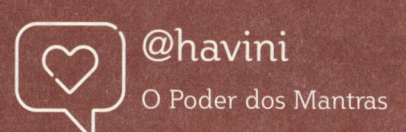

Eu sou
abençoado com *sucesso* e *prosperidade* todos os dias.

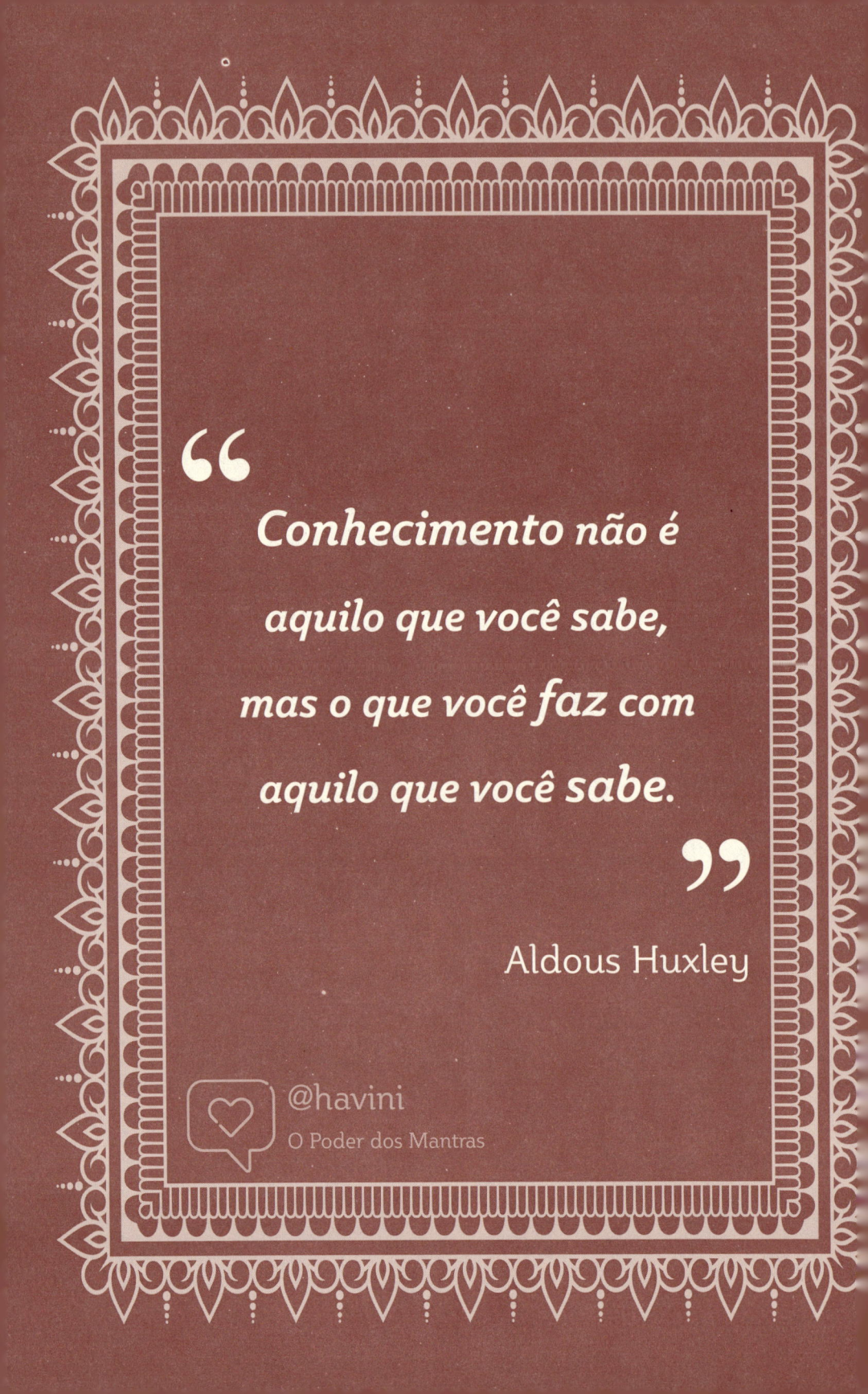

> "Conhecimento não é aquilo que você sabe, mas o que você *faz* com aquilo que você sabe."
>
> — Aldous Huxley

@havini
O Poder dos Mantras

Neste momento, me sinto verdadeiramente maravilhada, feliz, contente e satisfeita, e muito, muito orgulhosa de mim mesma, pois há pouco tempo, jamais imaginaria a hipótese de escrever um livro. Via-me incapaz de escrever algo para alguém, além de um bilhete desejando feliz aniversário, e agora finalizo um livro. Isso é maravilhoso, sensacional e indescritível.

De contadora a escritora, foi um pulo, um piscar de olhos, foi um vento que passou, esfriou minha barriga, rodou minha cabeça e me fez querer mudar. Tive medo, receio e tentei resistir, mas com aquele vento veio junto uma sementinha. Eu também não sabia. Ela ficou ali, quietinha, esperando a hora certa de mostrar a que viria.

O choro veio, era a chuva que a sementinha precisava. E ela brotou. E sabe onde ela brotou? No terreno mais fértil de todos: o coração. Eu até disse pra ela *"Acho que você está no lugar errado"*, *"Acho que brotou na pessoa errada"*, e então foram muitas conversas estranhas, uma tagarelice mental sem fim.

Minhas crenças limitantes, disfarçadas de ideais, mais uma vez me impediam de romper com o hábito, de sair da minha zona de conforto e criar coragem para regar e fazer crescer aquela sementinha.

Sessenta mil pensamentos de medo, dúvida e incertezas rodearam a minha mente por meses a fio.

Foi aí que encontrei os mantras, a ferramenta do pensamento, e as coisas começaram a mudar. A tagarelice mental nasceu comigo, o pensamento positivo não. Foi preciso insistir bastante, e na verdade insisto até hoje, com a diferença que hoje TENHO CERTEZA DE QUE ELE É REAL, e houve um tempo em que eu simplesmente me obrigava a pensar positivo enquanto não via nenhuma melhora em minha vida.

É aos poucos que começamos a andar, é aos poucos que aprendemos a falar. Nada, simplesmente nada que se inicia se inicia completo, e por que com os mantras em afirmações positivas seria diferente? É preciso querer, é preciso tentar, é preciso errar, mas sobretudo, é preciso insistir. E se existe uma coisa em que você precisa insistir é em você mesmo.

O Poder dos Mantras é sobre isso, é sobre insistir no poder que há em você. Há muito poder nos seus pensamentos, positivos e negativos, e para que vamos regar os negativos, não é?! Eles já surgem sem a gente querer.

O Poder dos Mantras trouxe muito conteúdo para te ensinar a regar e multiplicar seus pensamentos positivos, pois eles são realmente capazes de transformar a sua realidade. Então leia, pratique, releia e pratique novamente os ensinamentos deste livro, pois eles são para a vida toda.

Tenho certeza que *O Poder dos Mantras* é um vento que está passando em sua vida trazendo uma sementinha e mostrando um caminho a seguir, e eu desejo profundamente que essa sementinha se desenvolva e cresça, tornando-se uma bela árvore grande e forte.

Então continue se alimentando d'*O Poder dos Mantras* para curar, transformar e manifestar sonhos em sua vida.

Louise Hay, a pioneira das afirmações e do amor-próprio, dizia:

> " Dizer afirmações é apenas parte do processo. O que você faz no resto do dia e da noite é ainda mais importante. O segredo para que suas afirmações funcionem de maneira rápida e consistente é preparar uma atmosfera para elas crescerem. Afirmações são como sementes plantadas no solo. Solo pobre, crescimento deficiente. Solo rico, crescimento abundante. Quanto mais você escolher pensamentos que fazem você se sentir bem, mais rápido as afirmações funcionam. "

Referências Bibliográficas

ABRAHAM (Espírito). **A Chave do Segredo: use a Lei da Atração para alcançar tudo o que você quer.** Esther & Jerry Hicks: Rio de Janeiro: Ediouro, 2007.

ABRAHAM (Espírito). **Peça e será atendido: aprendendo a manifestar seus desejos.** Esther & Jerry Hicks: Rio de Janeiro: Sextante, 2007.

BYRNE, Rhonda. **A Magia.** Rio de Janeiro: Sextante, 2014.

ELROD, Hal. **O Milagre da Manhã.** Rio de Janeiro: Best Seller, 2016. (tradução de Marcelo Schild)

GOLDMAN, Jonathan. **Os sons que curam.** São Paulo: Siciliano, 1994.

HAY, Louise L. **O Poder das Afirmações Positivas.** Sextante, 2015.

HAY, Louise L. **Você pode curar sua vida.** Rio de Janeiro: Best Seller, 2014.

LECHTER, Sharon. **Pense e enriqueça para Mulheres.** Porto Alegre: CDG, 2014.

MARQUES, José Roberto. **Desperte seu Poder.** São Paulo: Buzz, 2017.

MURPHY, Joseph. **O Poder do Subconsciente.** Rio de Janeiro: Best Seller, 2014.

STIBAL, Vianna. **Thetahealing: Uma das mais poderosas técnicas de cura energética do Mundo.** São Paulo: Madras, 2014.

TOLLE, Eckhart. **Um Novo Mundo: o despertar de uma nova consciência.** Rio de Janeiro: Sextante, 2011.

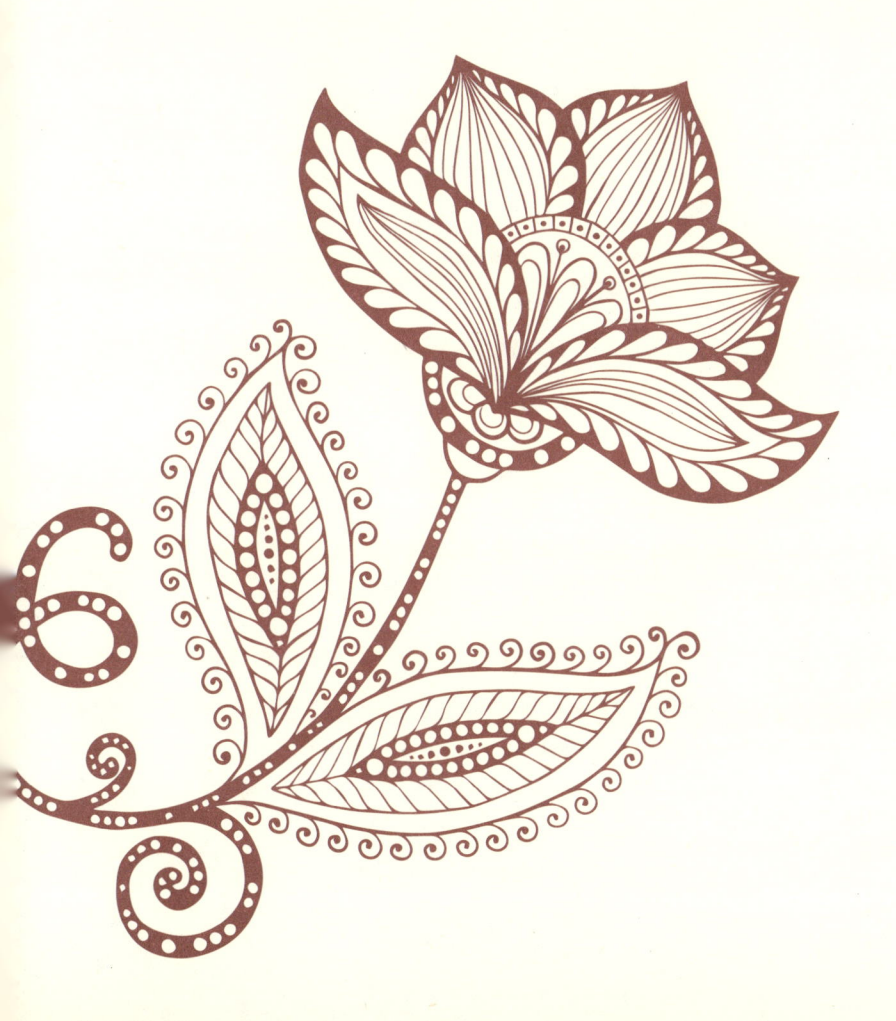

Transformação pessoal, crescimento contínuo, aprendizado com equilíbrio e consciência elevada. Essas palavras fazem sentido para você? Se você busca a sua evolução espiritual, acesse os nossos sites e redes sociais:

Leia Luz – o canal da Luz da Serra Editora no YouTube:

Luz da Serra Editora no **Instagram**:

Luz da Serra Editora no **Facebook**:

Conheça também nosso **Selo MAP – Mentes de Alta Performance**:

No **Instagram**:

No **Facebook**:

Conheça todos os nossos livros acessando nossa **loja virtual**:

Conheça os sites das outras empresas do Grupo Luz da Serra:

luzdaserra.com.br

iniciados.com.br

luzdaserra

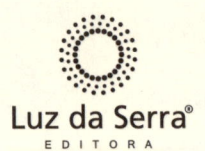

Luz da Serra®
EDITORA

Avenida Quinze de Novembro, 785 – Centro
Nova Petrópolis / RS – CEP 95150-000
Fone: (54) 3281-4399 / (54) 99113-7657
E-mail: loja@luzdaserra.com.br

Impressão e Acabamento | Gráfica Viena
Todo papel desta obra possui certificação FSC® do fabricante.
Produzido conforme melhores práticas de gestão ambiental (ISO 14001)
www.graficaviena.com.br